PESQUISA CLÍNICA NO BRASIL

PESQUISA CLÍNICA NO BRASIL

Organizadora

Greyce Lousana

Bióloga
Consultora nas Áreas de Pesquisa Clínica e Ética em Pesquisa
Diretora Executiva da Invitare Pesquisa Clínica Auditoria e Consultoria
Presidente da Sociedade Brasileira de Profissionais em Pesquisa Clínica – SBPPC

Autores

Conceição Accetturi

Médica-Infectologista da Escola Paulista de Medicina – EPM/UNIFESP
Pesquisadora Clínica na Área de HIV/AIDS
Diretora da Sociedade Brasileira de Profissionais em Pesquisa Clínica – SBPPC

Kleber Castilho

Farmacêutico e Bioquímico
Coordenador de Dados em Pesquisa Clínica
Membro da Comissão Assessora de Indústria do Conselho Regional de Farmácia de São Paulo
Membro da Comissão Executiva da Sociedade Brasileira de Profissionais em Pesquisa Clínica – SBPPC
MBA em Marketing Farmacêutico

Marilia Santini de Oliveira

Médica-Infectologista da Casa da AIDS – Fundação Zerbini da Universidade de São Paulo – USP
Membro da Comissão Executiva da Sociedade Brasileira de Profissionais em Pesquisa Clínica – SBPPC

Renata Berardocco

Farmacêutica e Bioquímica
Gerente de Marketing e Ex-Gerente de Pesquisa Clínica da Novartis Biociências
Membro da Comissão Executiva da Sociedade Brasileira de Profissionais em Pesquisa Clínica – SBPPC

Vivienne Carduz Castilho

Farmacêutica e Bioquímica Especializada em Farmacologia Clínica
Gerente de Pesquisa Clínica da Schering do Brasil
Membro da Comissão Assessora de Indústria do Conselho Regional de Farmácia de São Paulo
Membro da Comissão Executiva da Sociedade Brasileira de Profissionais em Pesquisa Clínica – SBPPC
Especialização em Farmacologia Clínica

REVINTER

Pesquisa Clínica no Brasil

Reimpressão 2007

ISBN 85-7309-632-2

Livraria e Editora REVINTER Ltda.
Rua do Matoso, 170 — Tijuca
20270-131 — Rio de Janeiro, RJ
Tel.: (21) 2563-9700
Fax: (21) 2563-9701
E-mail: livraria@revinter.com.br
www.revinter.com.br

PREFÁCIO

Ao empreender a elaboração deste livro, suas autoras, as eminentes Professoras Greyce Lousana e Conceição Accetturi, tiveram por intenção oferecer ao mundo científico e profissional o que há de mais moderno, oportuno e atual no campo da pesquisa clínica no Brasil.

O tema é da maior utilidade, envolvendo o interesse não apenas dos médicos, mas também de outros profissionais das atividades de saúde. É altamente elogiável a dedicação e principalmente a proficiência das autoras ao tratarem, em vários capítulos, dos mais diversos tópicos da pesquisa clínica.

A publicação é perfeita, tanto no que tange à organização dos temas como no tratamento dado às inúmeras questões vinculadas à pesquisa clínica, em seus mais variados aspectos. Ademais, segue um roteiro metódico, informativo, preciso e minucioso, alternando aspectos práticos com a visão teórica e científica do problema.

É obra para figurar, com destaque, no acervo bibliográfico de todos os profissionais da saúde. Suas autoras realizam meritório trabalho de orientação, divulgação e esclarecimento, destinado aos profissionais e estudiosos que desejam aprofundar-se no conhecimento e no trato do relevante tema da pesquisa clínica.

Hélio Egydio Nogueira
Reitor da Universidade Federal de São Paulo
EPM/UNIFESP

COLABORADORES

ALDEMAR ARAUJO CASTRO
Médico da Unidade de Ensaios Clínicos e Metanálise
da Escola Paulista de Medicina – EPM/UNIFESP

CHRISTINA GÓES
Bióloga
Gerente de Logística na Divisão de Pesquisa Clínica, Setor Pharma –
Novartis Biociências

FREI ANACLETO LUIZ GAPSKI, OFM
Religioso da Ordem dos Franciscanos
Membro Relator do Comitê de Ética em Pesquisa (CEP)
da Universidade Federal de São Paulo – UNIFESP

LÚCIA CHRISTINA IOCHIDA
Médica-Endocrinologista e Epidemiologista
Professora Adjunta da Escola Paulista de Medicina – EPM/UNIFESP

SABRINA CARBONE
Advogada

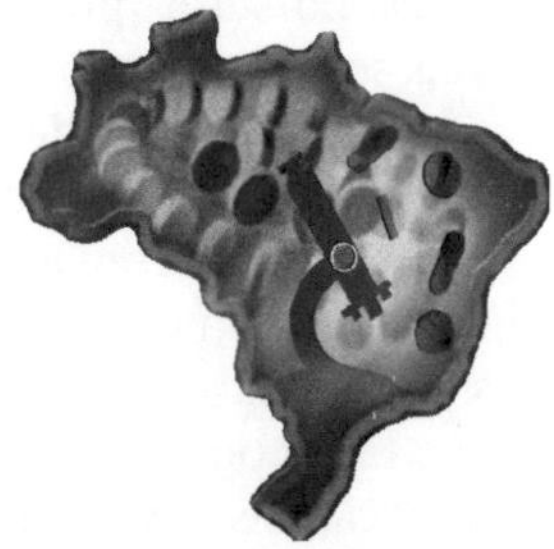

INTRODUÇÃO

Nos últimos anos, o Brasil tem participado da condução de um número crescente de Pesquisas Clínicas voltadas para o desenvolvimento de novos fármacos.

As indústrias farmacêuticas, nacionais e internacionais, preocupam-se em preparar as suas equipes para que estejam aptas a garantir que a condução dos estudos clínicos, por elas patrocinados, cumpram os padrões previstos pelo ICH/GCP. Preocupam-se também com a atualização profissional destas equipes, necessária para que se atenda às exigências legais previstas em nosso país.

A qualidade dos estudos clínicos está diretamente ligada ao sucesso que tal tema poderá conquistar nos próximos anos. Se, por um lado, os estudos clínicos no Brasil vêm aumentando, deverá aumentar também a preocupação de que sejam conduzidos, cada vez mais, de forma profissional, ética e cientificamente corretas. Não podemos agir de forma amadora, acreditando que grandes investimentos continuarão a existir, diante de condutas equivocadas.

No momento em que as indústrias incentivam as suas equipes e o governo retoma temas anteriormente esquecidos, o que estarão fazendo aqueles que são os responsáveis pela condução dos estudos, ou seja, os Centros de Pesquisa e seus respectivos pesquisadores?

Não temos, na Pesquisa Clínica, apenas uma única via. Não é mais dado ao pesquisador principal o direito de raciocinar de forma amadora. Ao pesquisador exige-se cada vez mais profissionalismo. Os patrocinadores buscam, sim, líderes de opinião; mas querem ainda mais: pesquisadores que saibam conduzir com eficiência e profissionalismo os seus protocolos clínicos.

O pesquisador que contar com um Centro de Pesquisa bem estruturado e uma equipe multiprofissional treinada, com a constante preocupação em esclarecer os sujeitos de pesquisa incluídos em seus estudos, será certamente destaque neste cenário, no qual deve haver lugar somente para os que atuam com ética e seriedade.

Quando levantei a necessidade de realizar um trabalho que pudesse conter informações gerais sobre o tema Pesquisa Clínica, parti, certamente, da minha experiência na área de educação e saúde. Após a prática do magistério por mais de dez anos, do desenvolvimento de projetos dentro de laboratórios experimentais, da criação e coordenação de um Centro de Pesquisa vinculado a uma instituição universitária, da função de relatora de um Comitê de Ética em Pesquisa, da criação de uma Sociedade de Profissionais em Pesquisa Clínica e de outras experiências no setor, produzir um material que pudesse contemplar informações gerais sobre tema tão importante, pareceu-me mais uma etapa necessária.

Ao discutir esta idéia com Conceição Accetturi e perceber que ela partilhava dos mesmos anseios, ficou mais viável concretizar este trabalho.

Ter contado com a contribuição dos demais autores e colaboradores foi gratificante e, sem dúvida, uma prova de que o Brasil tem profissionais competentes, dispostos a fazer com que a nossa sociedade possa conduzir estudos elaborados tanto por nossos pesquisadores, quanto em parceria com pesquisadores internacionais, sem, contudo, perder o foco principal de que a ciência e a tecnologia são fundamentais ao nosso país, desde que priorizado o nosso contexto socioeconômico.

Espero poder alcançar os nossos anseios.

Greyce Lousana

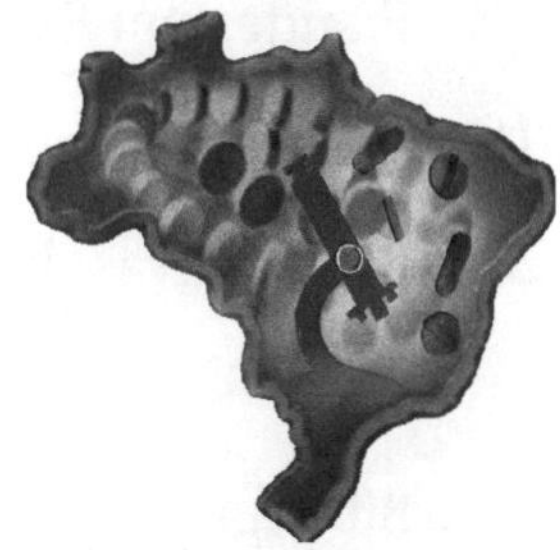

SUMÁRIO

1. Histórico da Pesquisa Clínica 1
2. Em Busca da Dignidade Humana. 19
3. Boas Práticas Clínicas 23
4. Análise Estatística no Projeto de Pesquisa 33
5. Instâncias Regulatórias Nacionais 45
6. Termo de Consentimento Livre e Esclarecido 53
7. Captação e Inclusão de Pacientes 61
8. Equipe Responsável pela Condução de um Estudo Clínico 65
9. O Pesquisador Principal e a Condução de Estudos Clínicos 69
10. Estruturação de um Centro de Pesquisa 75
11. Arquivo e Documento-Fonte. 81
12. Ficha Clínica (CRF – *Case Report Form*) 87
13. Controle da Medicação de Estudo 91
14. Monitoria de um Estudo Clínico 97
15. Orçamento de um Estudo Clínico 107
16. Entrada de Dados no Sistema Central 113
17. Auditorias nos Estudos Clínicos 121

18. Fraudes em Estudos Clínicos. 131

19. Aspectos Legais – Responsabilidade Civil 135

20. Perspectivas da Pesquisa Clínica no Brasil 139

Anexos 147

Bibliografia Consultada 193

Índice Remissivo 197

PESQUISA CLÍNICA NO BRASIL

1

HISTÓRICO DA PESQUISA CLÍNICA

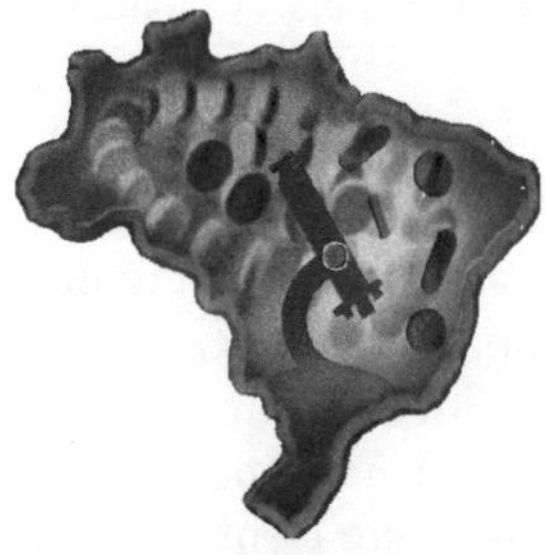

Greyce Lousana
Conceição Accetturi

Pesquisa Clínica é área de atuação relativamente nova no Brasil, com crescente interesse tanto por parte de pesquisadores inseridos nas instituições acadêmicas universitárias, como por parte da iniciativa privada, principalmente das indústrias farmacêuticas que vêm desenvolvendo novos fármacos. As indústrias farmacêuticas de capital multinacional instaladas no Brasil, bem como as indústrias farmacêuticas de capital nacional, adquiriram, nos últimos anos, grande experiência na condução de ensaios clínicos envolvendo novos medicamentos, iniciando com estudos de fases III ou IV e hoje alcançando os estudos de fases I e II. Essa evolução, que se deu por iniciativa dessas indústrias que patrocinaram tais estudos, parece refletir certo amadurecimento da Pesquisa Clínica no Brasil. Formalmente, esse dito "amadurecimento" aparece por meio da publicação, pelo Conselho Nacional de Saúde, da Resolução 196/96 em outubro de 1996 (Anexo 1). Essa Resolução Nacional substitui a antiga Resolução 01/88 e normatiza toda e qualquer pesquisa envolvendo seres humanos. Especificamente na área de "pesquisa com novos fármacos, medicamentos, vacinas e testes diagnósticos", uma regulamentação complementar, a Resolução 251/97 (Anexo 2), foi publicada em agosto de 1997. Também sobre área temática especial, a Resolução 292/99 (Anexo 3) contempla o tema "pesquisas coordenadas do exterior ou com participação estrangeira e pesquisas que envolvem remessa de material biológico para o exterior". Temos ainda a Resolução 303/00 CNS/MS (anexo 4) e a Resolução 304/00 CNS/MS (anexo 5), que contemplam a área temática especial sobre reprodução humana e população indígena, respectivamente.

O conhecimento das Resoluções Nacionais específicas, por parte dos profissionais envolvidos com a pesquisa clínica, vem se dando gradativamente, sendo que, mais de cinco anos após a publicação da RN 196/96, ainda vemos alguns Comitês de Ética em Pesquisa (CEP), tentando organizar-se de modo a cumprir as determinações da Resolução. Fato é, que grandes avanços têm sido notados na qualidade dos ensaios clínicos conduzidos em nosso país e, como conseqüência, é crescente o interesse das indústrias farmacêuticas no patrocínio de pesquisas clínicas em nosso meio, nas mais diferentes áreas médicas. Os recursos financeiros provenientes desses Estudos, captados pelas instituições universitárias envolvidas, sem dúvida trarão benefícios para elas, pois poderão ser revertidos para o aprimoramento das pesquisas brasileiras, assim como para a melhoria da qualidade de assistência aos nossos pacientes. E foi exatamente com esse raciocínio, que o Governo Federal brasileiro, pelo pronunciamento do Exmo. Sr. Presidente da República em abril de 2000, apresenta um novo modelo de financiamento científico e tecnológico (Fundos Setoriais), com o intuito de arrecadar cerca de R$ 1,2 bilhão em 2001. Além disso, o projetou buscou parcerias entre universidades e empresas, criando o "Fundo Verde e Amarelo", que tem o objetivo de "intensificar a cooperação tecnológica entre universidades, centros de pesquisa e o setor produtivo em geral, contribuindo, assim, para a elevação significativa dos investimentos em atividades de C&T no Brasil nos próximos três anos", cujos recursos, com receita estimada em R$ 240 milhões para 2001, viriam de "royalties" de empresas enviados para exterior.

Compreender cada uma das fases de um estudo clínico, ter conhecimento adequado e equipe preparada para a condução de um protocolo de pesquisa, manter-se atualizado sobre as legislações nacionais e internacionais específicas sobre pesquisas em seres humanos, a fim de que se agilizem os trâmites burocráticos, parece ser um caminho indiscutível para todos aqueles envolvidos com pesquisa clínica.

Independente da área em que se desenvolva um estudo envolvendo seres humanos, ele deve ser conduzido conforme a legislação vigente e de acordo com as Boas Práticas Clínicas, que correspondem a um conjunto de regras de condução de ensaios clínicos, internacionalmente reconhecido, de forma a garantir a execução de estudos éticos e cientificamente criteriosos.

Assim, abordar o tema Pesquisa Clínica nos parece assunto de importância, para que todos os profissionais envolvidos no setor e inclusive o público leigo, tenham acesso às informações que são necessárias para decisões sobre participação ou não em estudos clínicos.

Este livro abordará temas específicos em pesquisa clínica. Para uniformizarmos as informações ao leitor, faremos uma breve introdução sobre o assunto em seus aspectos mais abrangentes. Haverá, assim, maior facilidade de compreensão a cada novo capítulo.

PESQUISA CLÍNICA

Pode ser definida como sendo um estudo sistemático que segue métodos científicos aplicáveis aos seres humanos, denominados voluntários ou "sujeitos da pesquisa", sadios ou enfermos, de acordo com a fase da pesquisa. Quando realizada com medicamentos, tem como objetivo básico verificar os efeitos, segurança e tolerância, relacionar os eventos adversos, além de analisar a absorção, distribuição, metabolismo e excreção dos princípios ativos, a fim de que se estabeleçam a eficácia e a segurança do produto.

O desenvolvimento de um novo medicamento é um processo longo, trabalhoso e de custo bastante elevado. Em geral, de cada 10.000 moléculas identificadas com potencial terapêutico, somente 1.000 chegam à fase de investigação pré-clínica. Dessas, apenas 10 serão estudadas em seres humanos e só uma delas chegará ao mercado, após aprovação e registro para uso terapêutico. Esse processo tem duração aproximada de 10 a 12 anos e custo superior a 300 milhões de dólares.

O processo de desenvolvimento de um medicamento se divide em cinco fases, cujas características mais importantes estão especificadas no Quadro 1-1. Essas fases são subdivididas em uma fase pré-clínica, que envolve ensaios *in vitro* e em animais de experimentação e quatro fases clínicas, as quais envolvem o ser humano. Passamos a descrevê-las:

Fase Pré-Clínica. Toda nova molécula, identificada em experimentações *in vitro* como tendo potencial terapêutico, deverá ser aplicada em animais antes de ser utilizada em seres humanos. Nesse momento da pesquisa, buscam-se informações preliminares sobre a atividade farmacológica e a segurança do produto. Testes de efetividade de novos agentes terapêuticos também são possíveis nessa fase, utilizando-se modelos experimentais de patologias. Mais de 90% das substâncias estudadas na fase pré-clínica são eliminadas, seja porque não demonstram suficiente atividade farmacológica/terapêutica, ou porque são demasiadamente tóxicas para uso em seres humanos. Os produtos que demonstram atividade farmacológica específica e perfil de toxicidade aceitável passam à fase seguinte.

Fase I. De extrema importância, uma vez que é nesse momento que se administra, pela primeira vez em seres humanos, novos princípios ativos ou novas formulações de drogas, até então estudados apenas em fase pré-clínica. É realizada geralmente com voluntários sadios, embora, em raras ocasiões, possa envolver indivíduos com patologias específicas. Tem como principal objetivo estabelecer a segurança e a tolerabilidade do produto em um sujeito saudável, além de avaliar os parâmetros farmacocinéticos, a biodisponibilidade, a dose e o regime posológico da nova droga. Desta fase participa pequeno número de voluntários, em média 20 a 100 indivíduos, embora possamos ter muitas variáveis de acordo com a droga estudada.

Fase II (Pesquisa Terapêutica Piloto). O objetivo fundamental nessa fase é determinar a segurança e a eficácia terapêutica do princípio ativo em curto prazo, pela primeira vez, em voluntários afetados por determinada enfermidade ou condição patológica para a qual se está investigando o produto. Aqui se deve estabelecer o intervalo mais apropriado entre as doses, bem como os regimes de administração. Espera-se ainda que se possa disponibilizar as relações dose-resposta, que têm como objetivo a obtenção de antecedentes confiáveis para o planejamento de estudos de fase III. O número de voluntários ainda é limitado, em média 100 a 300 indivíduos.

Fase III (Pesquisa Terapêutica Ampliada). São estudados grupos com um número elevado de voluntários portadores da enfermidade ou condição patológica para a qual o novo produto pretende ser aplicado. Tem como objetivo básico a análise dos riscos/benefícios das formulações do princípio ativo a curto e longo prazos, além do estudo dos eventos adversos mais freqüentes, interações com outras drogas, fatores modificadores do efeito, tais como sexo, idade, raça, etc. Essa fase deverá ocorrer, preferencialmente, dentro de condições normais de utilização da droga em estudo. Após a conclusão dos estudos de fase III é que os novos medicamentos, em geral, obtêm aprovação para uso comercial, por parte das autoridades regulatórias. Essa é uma fase em que grande número de indivíduos pode ser alocado. Em média encontramos de 300 até mais de 1.000 voluntários.

Fase IV (Pesquisa Pós-Comercialização). Constituída por estudos de vigilância pós-comercialização, que têm como objetivos básicos detectar a incidência de reações adversas pouco freqüentes ou não esperadas, determinar os efeitos da administração do produto a longo prazo, avaliar o produto em populações não estudadas nas fases anteriores e estabelecer possíveis novos usos para o produto, os quais deverão ser estudados novamente a partir da fase II. O fato de ser um estudo pós-registro do produto, não faz com que os critérios estabelecidos para sua realização sejam desconsiderados, e normas de Boas Práticas Clínicas, conforme veremos adiante, devem ser respeitadas. Por ser uma fase pós-comercialização, o número de indivíduos em observação com uso da droga não necessita ser especificado, podendo ultrapassar os 10.000 voluntários. Essa fase é bastante significativa para estudos de farmacovigilância (Quadro 1-1).

Cumpre ressaltar, que um dos objetivos atuais a ser implementado na pesquisa e desenvolvimento de novos fármacos, é encurtar cada vez mais os períodos destinados a cada fase, sem perder a confiabilidade nos dados de eficácia e segurança e sempre garantindo a qualidade da pesquisa conduzida.

BOAS PRÁTICAS CLÍNICAS

Definições como as fases de um estudo, brevemente descritas anteriormente, são algumas, entre tantas outras, das encontradas nas normas de Boas Práticas Clínicas (*Good Clinical Practice*), seguidas pela comunidade científica mundial.

Quadro 1-1. Fases de desenvolvimento de novos fármacos: pré-clínica e clínicas

Fase	*Sujeito*	*Número de participantes*	*Objetivo principal*
Pré-clínica	Animais de laboratório	Variável	Verificar efeitos farmacológicos/terapêuticos e toxidade em animais
Fase I	Voluntários sadios	20 a 100	Segurança, farmacocinética e farmacodinâmica
Fase II	Enfermos	100 a 300	Segurança, eficácia e dosagem
Fase III	Enfermos	300 a 1.000	Eficácia comparativa e segurança
Fase IV	Enfermos	Mais de 1.000	Ampliar experiência em eficácia e segurança. Vigilância farmacológica e comercialização

Conhecidas genericamente como GCP, iniciais extraídas do inglês, o conceito das Boas Práticas Clínicas foi estabelecido em 1977, surgindo como uma iniciativa da Food and Drug Administration (FDA) norte-americana, a partir da necessidade de se tornarem éticas e confiáveis as pesquisas envolvendo seres humanos, regulando os procedimentos e garantindo a qualidade dos dados gerados pelos estudos clínicos. Assim, definem-se Boas Práticas Clínicas como sendo um conjunto de normas e padrões éticos e científicos aceitos internacionalmente para o planejamento, condução, documentação e relato dos estudos nos quais participam seres humanos.

Podem-se agrupar os princípios gerais das Boas Práticas Clínicas em três categorias:

1. Proteção aos direitos dos participantes:
   a) *Apego aos princípios éticos:* toda pesquisa clínica deve ser realizada de acordo com o delineado pela Declaração de Helsinque.
   b) *Participação voluntária:* o sujeito da pesquisa deve estar livre de qualquer coação e sua participação deve ser expressa por assinatura de um termo de consentimento.
   c) *Riscos aceitáveis:* os benefícios esperados para o voluntário devem superar os possíveis riscos.
   d) *Confidencialidade:* a identidade e a privacidade dos participantes devem estar devidamente protegidas.
   e) *Supervisão:* um Comitê de Ética em Pesquisa (CEP) deve aprovar o protocolo de estudo e fiscalizar a sua condução.
   f) *Atenção médica:* o estudo deve ser conduzido por um profissional médico qualificado e responsável pela assistência ao sujeito da pesquisa.
2. Solidez científica do estudo:
   a) *Qualidade do investigador:* o responsável pela condução do estudo deve ser profissional qualificado e com a experiência necessária para tal tarefa.
   b) *Respaldo científico:* as informações básicas, pré-clínicas e clínicas (quando houver), devem sustentar o estudo proposto.
   c) *Plano fundamental do estudo:* o estudo deve ser conduzido exatamente como proposto em seu protocolo, de forma clara e detalhada.
   d) *Qualidade do produto em investigação:* deve ser manufaturado, manipulado e armazenado de acordo com as normas de Boas Práticas para Manufatura de Produtos Farmacêuticos.
   e) *Recursos e infra-estrutura do Centro de Pesquisa:* o local onde se conduz uma pesquisa clínica deve contar com recursos e infra-estrutura suficientes para cumprir com o que estabelece o protocolo e para resolver de forma adequada as possíveis complicações que possam sofrer os sujeitos da pesquisa.
3. Integridade, precisão e qualidade das informações obtidas:
   a) *Manutenção dos registros:* todas as informações referentes ao estudo devem estar registradas e arquivadas, de maneira que sua veracidade e exatidão possam ser corroboradas a qualquer momento.

b) *Estabelecimento de procedimentos* que possam assegurar a qualidade de cada aspecto do estudo.

Ao imaginarmos a condução de uma pesquisa clínica, é inaceitável o fato de as regras internacionalmente estabelecidas não serem conhecidas. A condução de uma pesquisa clínica exige um protocolo, caracterizado por um conjunto de informações, que também segue regras em sua estrutura. Devemos encontrar, em um protocolo, itens, como a página inicial, caracterizando: o título do projeto, o patrocinador responsável pelo estudo (quando houver), o responsável médico, a fase do estudo, a data em que se finalizou o documento, número de páginas, endereço dos responsáveis pelo estudo e demais informações adicionais, tais como palavras-chave, código do projeto ou itens, que possam identificar o estudo facilmente. O corpo do protocolo deverá conter histórico e racional do estudo, objetivos principal e secundários, plano fundamental do estudo, características da população a ser estudada, critérios de inclusão e de exclusão, tipo de droga utilizada, dosagens e critérios de aleatorização, terapias concomitantes, formas de armazenamento e manipulação das drogas de estudo, cronograma das visitas, informações sobre relato de eventos adversos, métodos estatísticos utilizados para análise, orientação sobre quebra do código de mascaramento do estudo, processo de monitorização, procedimentos para descontinuação precoce, procedimentos de término do estudo, termo de consentimento livre e esclarecido, tabelas, figuras, apêndices e demais informações que permitam a total compreensão do projeto, para o pesquisador e toda a sua equipe, além, evidentemente, de referências bibliográficas que apoiem o projeto.

Vale ressaltar que o "ensaio clínico" é reconhecido como o método de investigação científica em seres humanos mais poderoso, capaz de estabelecer e comparar a eficácia dos tratamentos medicamentosos. De acordo com a droga a ser estudada, poderemos realizar um tipo específico de estudo, que pode ser classificado em:

1. *Estudo aberto,* no qual médico e paciente sabem o que está sendo administrado e podem-se analisar prontamente os benefícios e riscos do medicamento em questão.
2. *Estudo mono-cego*, onde uma das partes, em geral o sujeito de pesquisa, não sabe qual droga está sendo administrada.
3. *Estudo duplo-cego*, no qual nenhuma das duas partes (médico e paciente) tem conhecimento sobre qual produto está sendo administrado. Esse procedimento evita a subjetividade e procura garantir a imparcialidade dos resultados obtidos.
4. *Estudo comparativo ou controlado*, em que se compara uma droga nova com outra de conhecida segurança e eficácia (grupo-padrão) ou com placebo. Aqui a droga comparativa (ou o placebo) serve como controle.
5. *Estudo duplo-cego comparativo:* neste caso, o medicamento estudado será comparado com droga análoga ou placebo, porém médico e paciente não terão conhecimento de quem está em qual grupo. É evidente que, em casos nos

quais se verifiquem riscos ao sujeito da pesquisa, o sigilo poderá ser quebrado, de acordo com regras preestabelecidas.

6. *Estudo paralelo*: diferentes tratamentos são ministrados a diferentes grupos de pacientes, que são comparáveis entre si, durante todo o tempo planejado de estudo.
7. *Estudo cruzado:* os sujeitos da pesquisa são divididos em grupos que, ao atingirem a metade do estudo, invertem os medicamentos utilizados. Neste caso, os diferentes grupos de pacientes recebem todos os diferentes tipos de tratamentos, no decorrer do estudo.

Os estudos mais bem aceitos pela comunidade científica para a avaliação de esquemas medicamentosos são os duplo-cego, comparativo, paralelo e duplo-cego cruzado.

Item de fundamental importância para que possamos conduzir um estudo de acordo com as Boas Práticas Clínicas é a obtenção do Termo de Consentimento Livre e Esclarecido (TCLE), ou apenas Termo de Consentimento Informado, que se aplica a todo sujeito de pesquisa ou, no caso de menores de idade ou de indivíduos incapacitados para assiná-lo, seu representante legal.

Aqui vale um breve histórico sobre as formas de experimentação verificadas no transcorrer da História. Para que possamos ter acesso a um novo procedimento ou a uma nova droga, a experimentação é fundamental. A humanidade, porém, discute as formas de se obterem essas informações, no que diz respeito à técnica científica empregada e aos aspectos éticos da pesquisa.

No século passado, Eusébio Valli injetou em si mesmo uma mistura de pus variólico e pestoso. Lázaro Spallanzani, com o intuito de estudar o mecanismo da digestão, ingeriu repetidamente tubos com alimentos diferentemente preparados. Pettenkoffer ingeriu bacilos de cólera. Lindermann contaminou-se propositadamente com o agente causador da sífilis. O médico Verner Forssman submeteu-se pela primeira vez a um cateterismo cardíaco.

Todos os fatos citados, além de tantos outros, ocorreram com sujeitos que experimentaram realizar uma pesquisa em si mesmos. Não obstante, temos outras formas de experimentação. Podemos utilizar indivíduos voluntários, como foi o caso de George Olivier que realizou vários experimentos em seu próprio filho, culminando com a descoberta da adrenalina.

Não podemos deixar de citar, no entanto, experimentações realizadas com condenados à morte. Herófilo, médico do século V a.C., vivissecava seres humanos condenados à morte para estudar a anatomia e a fisiologia do corpo. No Renascimento, sabe-se da autorização para inclusão de condenados na realização de pesquisas. Ainda em tempos não distantes, sabemos de alguns locais que incluíam indivíduos condenados pela justiça em experimentos de alto risco, com a recompensa de diminuição da pena.

Ainda mais recentemente ocorreram fatos em campos de concentração nazistas onde, de acordo com as atas do processo de Nüremberg, prisioneiros hebreus, poloneses, russos e italianos foram submetidos a experimentações com drogas, gás, venenos ou procedimentos cirúrgicos; estudos com câmaras de descompressão eram realizados com os prisioneiros para se analisar os efeitos do vôo a grandes alturas; ou estudos para verificação dos efeitos do congelamento, nos quais prisioneiros nus ou vestidos eram expostos a temperaturas polares produzidas artificialmente. Essa população, incluindo crianças, também foi submetida ao gás mostarda para análise das extensões das queimaduras provocadas. Essas e outras atrocidades eram incentivadas pelo Estado em nome da ciência.

Historicamente temos ainda os problemas relacionados ao uso do "elixir de sulfanilamida" que, em 1937, provocou a morte de 107 pessoas nos Estados Unidos; a talidomida, na década de 1960, utilizada como sedativo em gestantes, acarretou inúmeras anomalias congênitas em crianças nascidas de mães que haviam utilizado tal medicação.

Baseados em tais fatos, secularmente relatados, mas principalmente culminando com os ocorridos nos campos nazistas, a comunidade científica passou a mobilizar-se em torno da questão primordial para o avanço das ciências, o método científico e a ética da investigação em seres humanos, discutindo critérios normativos que logo passaram a ser reconhecidos pelo mundo.

Algumas referências são fundamentais, quando tratamos de pesquisa clínica: o Código de Nüremberg, datado de 1947 (Anexo 6); a Declaração de Helsinque (Anexo 7) emitida pela Associação Médica Mundial, adotada em junho de 1964, com o título de "Recomendações para guia dos médicos na pesquisa clínica", revista e completada na 29ª Assembléia da mesma Associação, realizada em Tóquio, em 1975, modificada em Veneza em 1983, pela 35ª Assembléia, depois em Hong-Kong, no ano de 1989, pela 41ª Assembléia, também na 48ª Assembléia Geral da Associação Médica Mundial, na República da África do Sul, em outubro de 1996, e finalmente revisada durante a 52ª Assembléia Geral da Associação Médica Mundial em Edinburgo, Escócia, em outubro de 2000.

O texto da Declaração de Helsinque distingue a experimentação terapêutica da não terapêutica; prescreve que a experimentação com seres humanos seja precedida por testes *in vitro* e por experimentações com animais; que a experimentação seja conduzida por pessoas competentes na medicina; exige proporção entre finalidade e risco da pesquisa e pede também a avaliação prévia entre riscos e vantagens para o indivíduo com quem se faz a experimentação; exige atenção especial nas experiências que possam alterar a personalidade do indivíduo. Encontramos ainda, no texto, referência sobre a experimentação terapêutica, em que o médico pode utilizar uma experimentação no tratamento de um doente na medida em que essa experimentação se justifique para a saúde desse doente. Referente à experimentação não terapêutica, definida como "experiência científica realizada com o homem em referência ao médico enquanto tal", reafirma que o médico é protetor da vida e da saúde do indivíduo submetido à experimentação; torna obrigatório informar a pessoa (sujeito da pesquisa) submetida à experimentação, sobre as finalidades e riscos do experimento, exigindo o consentimento livre e esclarecido do próprio sujeito. Tal sujeito deverá apresentar estado físico, mental e jurídico capaz de emitir um consentimento livre. O consentimento deverá ser normalmente expresso por escrito, salvo algumas exceções em que se inviabilize tal conduta e, nesse caso, deverá estar documentado com as devidas justificativas, sendo que a responsabilidade do experimento será do profissional da ciência. Ainda está previsto que o sujeito poderá interromper a experiência a qualquer momento, além de imputar ao pesquisador o dever de cessar um estudo, no momento em se verifique risco ao sujeito da pesquisa.

Podemos ainda citar as Diretrizes Comunitárias da CEE (Comunidade Econômica Européia), que se compõem em primeiro lugar de duas "Diretrizes": a de número 65, de 26 de janeiro de 1965, e outra de número 318, de 20 de maio de 1975. De particular interesse é a segunda, na qual se relacionam as condições para o lançamento de novos remédios no mercado, com uma exposição detalhada das provas físico-químicas, biológicas e microbiológicas, toxicológicas, farmacodinâmicas e clínicas que devem ser documentadas e realizadas antes das pesquisas clínicas com seres humanos, as quais deverão ocorrer com controle. No mesmo ano de 1975, uma outra diretriz da CEE, de número 319, elucidava o processo a ser seguido para o lançamento dos remédios no mercado e instituía um Comitê para as especialidades médicas.

Em 28 de novembro de 1980, a Comissão da CEE apresentou duas propostas ao Conselho da Comunidade, para que as legislações existentes em cada país se tornassem mais próximas de um consenso. Dessa forma, surgiu a necessidade de se criar diretrizes sobre os ensaios clínicos em toda a Europa e Estados Unidos. Assim, cada Estado-membro designou um delegado para participar dos trabalhos do "*Working Party on Efficacy of Drugs*", sendo que um dos grupos de estudo constituídos pelo *Committee for Proprietary Medicinal Products (CPMP)* tinha a tarefa de elaborar o documento final. Surge, dessa forma, a primeira redação da *Good Clinical Practice for trials on medical products in the European Community* (GCP), ou seja, regras gerais sobre as Boas Práticas Clínicas. Com tal diretriz se estabelecem os princípios padrões para que se conduzam ensaios clínicos de experimentação de novos produtos farmacêuticos em seres humanos, dentro de preceitos internacionalmente aceitos. As Boas Práticas Clínicas (GCP) passaram a ser aplicadas na prática em 1985, sendo completadas em 1988. A partir dessa data, foram ocorrendo várias revisões, aproximadamente sete, sendo finalmente editada, em sua forma final, em 11 de junho de 1990. Cumpre ressaltar que tal documento tornou-se a diretriz número 91/507/CEE, e foi implantado na Itália com o Decreto Ministerial de 27 de abril de 1992.

Após vastos trabalhos para normatização dos estudos clínicos envolvendo seres humanos, ainda pudemos verificar, considerando todo o histórico acima, a elaboração do GCP/ICH *(Good Clinical Practice - International Conference on Harmonisation),* documento baseado nas Boas Práticas Clínicas atuais da União Européia, Japão, Estados Unidos, Canadá, Austrália, países nórdicos e Organização Mundial de Saúde (OMS). Este documento, publicado em 1996, deverá ser seguido por todos aqueles que estiverem conduzindo pesquisa clínica em seres humanos, em qualquer parte do mundo.

Com tamanha discussão de toda a comunidade científica sobre o tema Pesquisa Clínica, não podemos deixar de citar um breve histórico sobre a situação do Brasil diante de tal cenário.

No Brasil, a primeira Resolução específica sobre pesquisa em seres humanos, datada de 13 de junho de 1988, denominava-se Resolução 1/88 do Ministério da Saúde e tinha por objetivo normatizar a pesquisa na área de Saúde. Tal Resolução definia pesquisa em saúde, ética da pesquisa, pesquisa de novos recursos profiláticos, diagnósticos, terapêuticos e de reabilitação, pesquisa em menores de idade, em mulheres em idade fértil, em órgãos, tecidos e derivados, pesquisa farmacológica e com microorganismos patogênicos, ácidos nucléicos recombinantes, material radioativo, além de definir os Comitês de Ética.

Vale citar, embora não restrita à pesquisa clínica, a Lei Federal 6.360/76 de 23 de setembro de 1976, alterada e regulamentada pela Lei 9.787/99 de 10 de fevereiro de 1999, que dispõe sobre a vigilância sanitária, estabelece o medicamento genérico, dispõe sobre a utilização de nomes genéricos em produtos farmacêuticos e dá outras providências.

Em 1995, apoiado nas Diretrizes Internacionais para pesquisas Biomédicas envolvendo seres humanos, editadas pelo Conselho das Organizações Internacionais de Ciências Médicas em colaboração com a Organização Mundial de Saúde (CIOMS –WHO/1995), que define a obrigatoriedade de serem submetidos a Comitês de Ética Independentes todos os projetos envolvendo seres humanos e ainda baseado no crescimento de uma nova ciência denominada Bioética, o Conselho Nacional de Saúde (CNS) designou uma comissão de especialistas e conferiu- lhe a tarefa de revisar a Resolução 01/88.

Dessa forma, foram feitas consultas às comunidades científica e social, foram divulgados os documentos da CIOMS-WHO, seminários e oficinas de trabalho foram realizados, até que, após apresentação de nova normatização ocorrida em Audiência Pública, foi apresentada, no Primeiro Congresso Brasileiro de Bioética e, finalmente, aprovada pelo Conselho Nacional de Saúde do Ministério da Saúde brasileiro, a Resolução 196/96 do CNS/MS, que culminou com a criação da Comissão Nacional de Ética em Pesquisa (CONEP). Com a aprovação da Resolução 196/96, foi revogada a Resolução 01/88 que, até então, era pouco aplicada no dia-a-dia dos pesquisadores brasileiros.

A Resolução 196/96, de 10 de outubro de 1996, aprovou as "Diretrizes e Normas Regulamentadoras de Pesquisas Envolvendo Seres Humanos". Foi seguida de outras Resoluções complementares a ela, todas de teor mais restritivo, como, por exemplo, a Resolução 222/97 de 03 de abril de 1997, que regulamenta a criação de Comitês de Ética em Pesquisa, ou ainda a Resolução 240/97 de 05 de junho de 1997, que define o termo usuários da pesquisa, além da Resolução 246/97 de 03 de julho de 1997, que designa membros titulares e suplentes da CONEP, seguida da Resolução 251/97, esta de maior importância, uma vez que trata de área temática envolvendo novos fármacos, medicamentos, vacinas e testes diagnósticos.

Com a finalidade de normatizar as documentações necessárias para os trâmites de aprovação dos estudos clínicos junto às instâncias governamentais, temos ainda a Portaria 911/98 da Secretaria de Vigilância Sanitária do MS (Anexo 8).

De grande importância no cenário político nacional, tivemos, em 26 de janeiro de 1999, a criação da Agência Nacional de Vigilância Sanitária (ANVISA), por meio da Lei 9.782/99. A ANVISA é uma autarquia sob regime especial, vinculada ao Ministério da Saúde, com sede e foro no Distrito Federal, prazo de duração indeterminado e atuação em todo o território nacional, caracterizada pela independência administrativa, estabilidade de seus dirigentes e autonomia financeira e, que tem por finalidade institucional promover a proteção da saúde da população, por intermédio do controle sanitário da produção e da comercialização de produtos e serviços submetidos à vigilância sanitária, inclusive dos ambientes, dos processos, dos insumos e das tecnologias a eles relacionados, bem como o controle de portos, aeroportos e fronteiras.

Na estrutura organizacional da Agência Nacional de Vigilância Sanitária, temos, entre várias, a Gerência de Pesquisas e Ensaios Clínicos, cuja competência foi estabelecida pelo artigo 39 do Regimento Interno da ANVISA aprovado pela Lei 9.782/99, prevê:

1. Planejar, coordenar, orientar e fomentar as atividades técnicas e operacionais relativas a produtos sujeitos à vigilância sanitária em pesquisas envolvendo seres humanos.
2. Analisar os processos de autorização de projetos de pesquisa clínica de farmacologia, biodisponibilidade, bioequivalência e de outros projetos de pesquisa clínica relacionados às demais áreas sujeitas ao regime de vigilância sanitária.
3. Emitir autorização de projetos de pesquisa envolvendo seres humanos.
4. Controlar as importações de produtos destinados para fins de pesquisa envolvendo seres humanos.
5. Analisar e promover anuência prévia das importações e exportações de produtos destinados para fins de pesquisa envolvendo seres humanos, por intermédio do Sistema Integrado de Comércio Exterior – SISCOMEX.
6. Elaborar normas e padrões para procedimentos de autorização de projetos de pesquisa envolvendo seres humanos.
7. Manter articulação com instituições de ciência e tecnologia de biossegurança, bem como com os demais órgãos afins do Ministério da Saúde e das administrações federal, estadual e municipal.
8. Estabelecer, coordenar e monitorizar o sistema de notificação de eventos adversos de produtos que estão sob investigação clínica.
9. Estabelecer e coordenar o sistema de avaliação, controle e fiscalização de centros de pesquisa e de projetos de pesquisa envolvendo seres humanos.

De grande importância, temos ainda a RDC ANVISA/MS 26 de 17 de dezembro de 1999, da Diretoria Colegiada da ANVISA, que trata da regulamentação para acesso dos pacientes com doenças graves ou que ameaçam a vida a produtos potencialmente eficazes, não registrados no país ou com estudo em andamento no Brasil ou no país de origem, na ausência de outras alternativas terapêuticas satisfatórias, dentro de programas de acesso expandido e não caracterizado como pesquisa clínica.

Não podemos, diante de tanta mobilização ocorrendo em instâncias governamentais nacionais e internacionais, abster-nos de opinar sobre a importância do conhecimento dos investigadores clínicos e de toda sua equipe, independente da área de atuação, a respeito das regulamentações envolvendo pesquisa em seres humanos. Ainda vale ressaltar que, além de instâncias governamentais, temos organizações não governamentais inseridas no contexto da pesquisa clínica. Em países como os Estados Unidos, Canadá, Austrália, Japão, além da Europa e demais envolvidos com a condução de estudos clínicos, encontramos organizações não governamentais de grande interesse, como a **ACRP** (*Association of Clinical Research Professionals*) e a **DIA** (*Drug Information Association*), ambas com representantes em praticamente todos os países do mundo. Também de valor inquestionável são publicações como **GCP-j** (*Good Clincal Practice Journal*) (Brokwood Medical Publications Ltda. – UK) ou ainda a revista **Monitor**, publicada pela ACRP.

No Brasil, em junho de 1999, foi criada a Sociedade Brasileira de Profissionais em Pesquisa Clínica, que tem como finalidades básicas:

1. Congregar profissionais de diferentes formações interessados em Pesquisa Clínica.
2. Ser um órgão representativo.
3. Criar mecanismos que promovam a divulgação e a troca de informações, pertinentes às pesquisas clínicas.
4. Promover o desenvolvimento e a formação dos profissionais que atuam na área de Pesquisa Clínica.
5. Manter permanente troca de experiências entre a iniciativa privada, instituições de ensino e pesquisa, instâncias governamentais, pesquisadores e demais interessados em Pesquisa Clínica.
6. Esclarecer o público leigo sobre o que representa o termo Pesquisa Clínica.

Portanto, não nos parecem escassos os esforços atualmente existentes em nosso país, com a finalidade de mobilização da comunidade científica, para que se realizem estudos dentro de padrões cada vez mais criteriosos e de acordo com normas mundialmente aceitas. Somente dessa forma estaremos produzindo trabalhos ética e cientificamente respeitados pela comunidade científica mundial, mormente aquela envolvida com a Pesquisa Clínica.

Devemos ainda vislumbrar a possibilidade de que "Pesquisa Clínica" torne-se uma disciplina curricular dentro de cursos acadêmicos inseridos na área de Ciências Biológicas, a fim de que todos os alunos possam, ao concluírem seus cursos, ter claramente a idéia de como conduzirem, dentro das Boas Práticas Clínicas, todas as pesquisas envolvendo seres humanos.

EQUIPE ENVOLVIDA NA CONDUÇÃO DE UM ENSAIO CLÍNICO

Ainda fazendo referências gerais sobre pesquisa clínica, citaremos quais são os membros envolvidos em um estudo e quais são suas atribuições básicas. Ao fazermos tal inferência, salientamos que os ensaios clínicos devem contar com tais indivíduos em suas equipes, para obtenção de resultados compatíveis com as normatizações gerais.

Faremos uma divisão dos membros da equipe de pesquisa baseados nas Boas Práticas Clínicas, mas também considerando a questão didática, para facilitar a compreensão:

- Representantes do Patrocinador.
- Representantes do Centro de Pesquisa.
- Representantes do Comitê de Ética em Pesquisa.
- Agências Governamentais.

Representantes do Patrocinador

a) *Gerentes de pesquisa clínica:* são os indivíduos responsáveis pela implantação e desenvolvimento dos ensaios clínicos nos Centros de Pesquisa. Eles devem estar aptos a resolver os eventuais problemas relacionados ao estudo. Devem se manter atualizados sobre os eventos adversos a fim de se posicionarem rapidamente, sempre valorizando a vida e zelando pela segurança do sujeito da pesquisa.

b) *Monitor Clínico ou Assistente de Pesquisa Clínica (CRA* – Clinical Research Assistant): pessoa designada pelo patrocinador, responsável por monitorizar e fazer cumprir o previsto no protocolo. Deverá estar permanentemente verificando todos os documentos e certificando-se se estão de acordo com as Boas Práticas Clínicas. Indiscutivelmente é uma figura primordial da equipe, uma vez que realiza a interface entre o Centro de Pesquisa e o Patrocinador.

c) *Controladores de qualidade:* vários indivíduos poderão estar envolvidos com o controle de qualidade. Eles devem garantir que todas as normas regulatórias sejam cumpridas. Um item importante é a elaboração e o cumprimento de um manual de procedimentos operacionais padrão (POP), também conhecido como SOP – *Standar Operation Proceeding*. Tais procedimentos operacionais existem como documento básico dos patrocinadores, e raros são os centros de pesquisa que o possuem. De qualquer forma, vale salientar que em reunião ocorrida em junho de 1999, no 23º Encontro Anual da ACRP, em Washington, DC, a FDA (*Food and Drug Administration*), órgão norte-americano responsável pela aprovação de novas drogas, discutiu a necessidade dos Centros de Pesquisa terem em seus arquivos seus próprios Procedimentos Operacionais-Padrão, os quais deverão ser seguidos para que se mantenha um padrão de qualidade constante.

d) *Controladores de dados:* muitos indivíduos também podem estar envolvidos nessa categoria. Aqui vamos encontrar aqueles responsáveis pela entrada de dados em sistemas informatizados, direcionando-os a uma coordenação geral do Estudo, para que possam ser cruzadas todas as informações advindas dos diferentes Centros de Pesquisa envolvidos, verificando-as e levantando as possíveis dúvidas sugeridas.

e) *Assuntos regulatórios:* um ou mais indivíduos que devem estar voltados aos assuntos legais que envolvem as Agências Regulatórias Nacionais e Internacionais. Todos os estudos estão cercados por inúmeras exigências burocráticas que, obrigatoriamente, devem ser cumpridas.

f) *Marketing*: a equipe de vendas pode estar envolvida nos estudos, uma vez que, quando falamos em estudos de fase IV, estamos nos referindo a uma análise sistemática da medicação em uma fase pós-comercialização.

Outras figuras podem fazer parte da equipe do patrocinador, de acordo com a estrutura do mesmo, que pode ser uma pessoa física ou jurídica, pública ou privada. Por exemplo, diretores médicos devem estar situados acima das gerências; no entanto, isto não significa dizer que os mesmos só estarão envolvidos com pesquisa clínica. Também podemos encontrar equipes responsáveis pela análise estatística dos projetos ou ainda outros indivíduos que possam dar suporte ao desenvolvimento do estudo. Vale ainda lembrar que existem situações em que o patrocinador contrata uma organização especializada em conduzir pesquisa clínica. Ela pode realizar todas ou algumas das funções do patrocinador. Recebe o nome de CRO – *Contract Research Organization.*

Representantes do Centro de Pesquisa

a) *Investigador principal:* médico ou odontólogo, com qualificação e competência comprovadas para a condução de um estudo envolvendo seres humanos. Deve assumir legalmente todas as responsabilidades do estudo e zelar pelo cumprimento do protocolo de pesquisa, conforme seu plano fundamental original.

b) *Subinvestigador:* qualquer outro membro da equipe que tenha formação semelhante à do investigador e que deverá auxiliá-lo em todas as suas tarefas. Suas responsabilidades são as mesmas assumidas pelo investigador principal.

c) *Coordenador de Estudos ou Coordenador de Pesquisa Clínica (CRC* – Clinical Research Coordinator): responsável por toda a logística do estudo. Coordena todas as atividades do centro de pesquisa, como o recrutamento dos sujeitos de pesquisa, controle das documentações, entraves administrativos, contratação e treinamento de pessoal e demais atividades que tenham como objetivo a condução do estudo. O coordenador mantém estreito contato com o monitor clínico, representante do patrocinador, com quem deve trabalhar em perfeita sintonia.

d) *Sujeito de pesquisa:* aquele indivíduo que poderá participar voluntariamente de um estudo clínico, seja em grupo-controle ou em uso de droga ativa. Todo sujeito de pesquisa deverá ter assinado um termo de consentimento informado, livre e esclarecido, aplicado pelo investigador e auxiliado pelo coordenador de estudos, ou demais membros da equipe, **antes** de qualquer procedimento relacionado ao protocolo.

Representantes do Comitê de Ética em Pesquisa (CEP)

a) *Relatores:* são os responsáveis pela apreciação e posterior aprovação de um estudo; deverão acompanhar o andamento da pesquisa, por meio de relatórios periódicos emitidos pelo pesquisador e da análise das notificações de eventos adversos sérios. Devem ter a autonomia necessária para, se assim entenderem, sugerir a interrupção de uma pesquisa clínica, quando houver identificação de risco ao sujeito da pesquisa.
b) *Coordenador:* indivíduo responsável pela condução das atividades do CEP, zelando pelo cumprimento das exigências legais aplicáveis ao protocolo junto às instâncias governamentais. É ele quem assina todas as comunicações entre o CEP e o pesquisador ou entre o CEP e as instâncias regulatórias.
c) *Membros "ad hoc":* especialistas externos que não fazem parte do CEP, porém são convidados a emitir parecer qualificado sobre um determinado projeto de pesquisa, dentro de sua área de atuação.

Agências Governamentais

Aqui se incluem todas as instâncias governamentais do país onde se conduz um estudo e também do país de onde o estudo é coordenado. Podemos citar como exemplos: o FDA (*Food and Drug Administration* - órgão norte-americano), o EMEA (*European Agency for Evaluation of Medicinal Products* - órgão da Comunidade Européia), a ANVISA (Agência Nacional de Vigilância Sanitária - órgão nacional), a CONEP (Comissão Nacional de Ética em Pesquisa - órgão nacional) e demais entidades envolvidas com procedimentos pertinentes à condução de ensaios clínicos.

COMENTÁRIOS GERAIS

No Brasil, para que um estudo possa ser conduzido, terá de passar por uma seqüência de trâmites burocráticos até que se inicie a pesquisa propriamente dita. Em outros países também se observam processos regulatórios envolvendo instâncias governamentais. No entanto, percebemos que o recente início da pesquisa clínica de fase anterior à fase IV no Brasil, bem como em toda a América Latina, o que vem ocorrendo há aproximadamente uma década, faz com que ainda tenhamos eventuais contratempos no processo de condução dos ensaios clínicos em nosso país.

Vale citar que os pesquisadores no Brasil ainda encontram dificuldades pessoais no que se refere ao conhecimento específico em campo ainda recente. No entanto, não podemos mais desconsiderar a penetração das indústrias farmacêuticas multinacionais em busca de pesquisadores brasileiros que possam conduzir estudos dentro das Boas Práticas Clínicas, fazendo parte de grupos multicêntricos, que envolvem 100 a 120 centros de pesquisa, em 20 a 30 países, concomitantemente.

No momento atual, ainda vale ressaltar a grande importância de estudos clínicos para a aprovação dos medicamentos genéricos.

São inúmeros os laboratórios que entram com pedidos de aprovação de estudos clínicos na Agência Nacional de Vigilância Sanitária (ANVISA). A relação que se segue nos foi fornecida pela própria ANVISA, por intermédio de sua Gerência de Pesquisa e Ensaios Clínicos (GEPEC).

Quadro 1-2. Patrocinadores

1	Abbott Laboratórios do Brasil Ltda.
2	Agouron Pharmaceuticals
3	Akzo Nobel Ltda – Divisão Organon
4	Aronex Pharmaceuticals
5	Astra Química e Farmacêutica Ltda.
6	Bayer S.A.
7	Laboratórios Biosintética Ltda.
8	Boehringer Ingelheim do Brasil Química e Farmacêutica Ltda.
9	Bristol-Myers Squibb Brasil S.A.
10	Catarinense S.A.
11	Centeon Farmacêutica Ltda.
12	Ciba Vision – Novartis
13	Colgate Palmolive Ltda.
14	Daiichi Pharmaceutical Corporation
15	Eli Lilly do Brasil Ltda.
16	Eurofarma Laboratórios Ltda.
17	Fundação Adib Jatene
18	Fundação de Amparo à Pesquisa – FAPESP
19	Galderma Brasil Ltda.
20	Glaxo Wellcome S.A.
21	Hoechst Marion Roussel S.A.
22	Indústria Química e Farmacêutica Schering-Plough S.A.
23	Isis Pharmaceuticals
24	Janssen-Cilag Farmacêutica Ltda.
25	Knoll Produtos Químicos e Farmacêuticos Ltda.
26	LACEN – RS
27	LAFEP S.A.
28	Merck Sharp & Dohme Farmacêutica Ltda.
29	Novartis Biociências S.A.

Quadro 1-2. Patrocinadores (*Cont.*)

30	OPAS/OMS/CNDS
31	Pasteur Mérieux Connaught do Brasil Ltda.
32	Phatogenesis CO.
33	Laboratórios Pfizer Ltda.
34	Pharmacia & Upjohn Ltda.
35	Procter & Gamble do Brasil S.A.
36	Rhodia Farma Ltda.
37	Produtos Roche Químicos e Farmacêuticos S.A.
38	Sanofi Winthrop Farmacêutica Ltda.
39	Searle Monsanto do Brasil Ltda.
40	Servier do Brasil Ltda.
41	Smithkline Beecham Brasil Ltda.
42	South American Office For Anticancer Drug Development – SOAD
43	Laboratórios Stiefel Ltda.
44	U.S. Bioscience Inc.
45	Warner-Lambert Indústria e Comércio Ltda.
46	Wyeth Whitehall Ltda.
47	Zeneca Farmacêutica do Brasil Ltda.
48	Zodiac Produtos Farmacêuticos S.A.

Os laboratórios farmacêuticos citados no Quadro 1-2, fazem parte do cadastro que a ANVISA obteve nos últimos cinco anos, à medida que eram solicitadas autorizações para condução de pesquisa clínica envolvendo novos fármacos em diferentes áreas da medicina. Aqui podemos verificar laboratórios farmacêuticos que não possuem filial no Brasil. Também estão citadas agências de fomento do governo.

Ainda segundo informações da Gerência de Pesquisa e Ensaios Clínicos da ANVISA, disponibilizadas em sua *home page*, via internet, é crescente o número de solicitações de autorização para condução de pesquisa clínica no Brasil, junto à GEPEC / ANVISA, desde a sua criação em 1995 (Fig. 1-1).

Vale ressaltar que a Gerência de Pesquisa e Ensaios Clínicos (GEPEC), da Agência Nacional de Vigilância Sanitária (ANVISA), está incumbida de apreciar e aprovar os projetos de pesquisa clínica envolvendo novos fármacos, que prevêem importação e/ou exportação de materiais biológicos ou correlatos, inclusive medicamentos, sendo sua atribuição liberar o Comunicado Especial (CE), que representa a anuência para obtenção do Licenciamento de Importação (LI).

Lembramos que atualmente a GEPEC passou a ser denominada Gerência de Medicamentos Novos, Pesquisa e Ensaios Clínicos, subordinada à Gerência Geral de Medicamentos.

Após informações gerais sobre o tema pesquisa clínica, encontraremos, nos próximos capítulos, temas mais específicos, abordados com maiores detalhes.

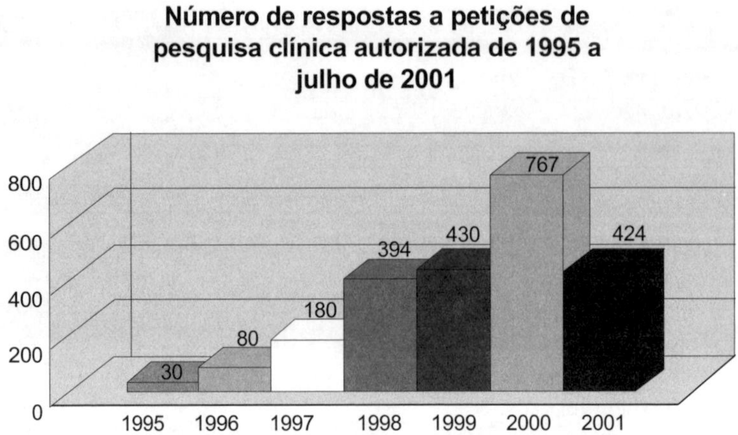

Fig. 1-1. Evolução crescente dos pedidos de aprovação para condução de pesquisas clínicas no Brasil, junto à GEPEC/ANVISA. FONTE: WWW.ANVISA.GOV.BR.

2

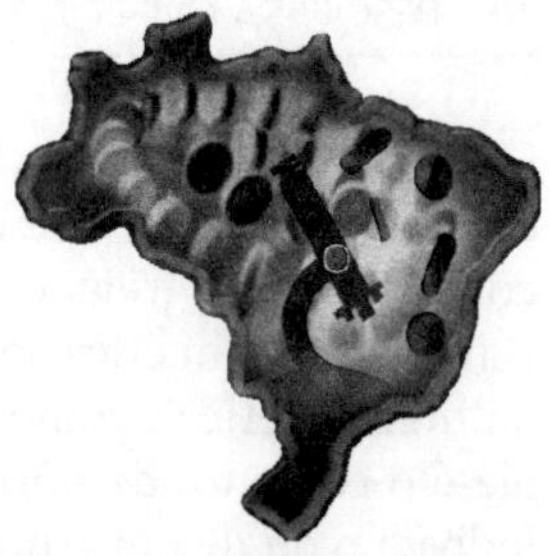

EM BUSCA DA DIGNIDADE HUMANA

Frei Anacleto Luiz Gapski, OFM

A moral sempre ocupou o homem. A filosofia e a teologia procuraram ao longo dos séculos situar o homem no seu projeto de felicidade. Do conhecimento que nos torna sábios à virtude que nos leva à santidade, estabelecem regras que possibilitam ao indivíduo medir seu grau de realização pessoal e de felicidade. Grandes passos a humanidade já realizou e continuará conquistando espaços expressivos para o aperfeiçoamento do próprio sentido da vida humana.

O Concílio Vaticano II, acontecido de 1962 a 1965, é, sempre, um marco referencial importante para o conceito de moral cristã, especialmente o documento conciliar *Gaudium et Spes*. Seus capítulos 16 e17 praticamente mudam o eixo da Teologia Moral; baseada até então na *lei* e na *autoridade*, passa agora a se fundamentar na *consciência* e na *liberdade*. Melhor ainda: na dignidade da Consciência e grandeza da Liberdade.

É também nesse contexto de grandes transformações sociais e do rápido progresso da ciência e da técnica que nasce uma nova disciplina: a Bioética. Uma ciência relativamente nova, mas que invade todas as áreas da ação humana. Após o Concílio Vaticano II ela ganha espaço, aceitação e popularidade. Começa a se institucionalizar.

Um dos grandes suportes para a compreensão da bioética é o Catecismo da Igreja Católica. Lançado em 1993, praticamente 30 anos depois do Concílio Vaticano II, focaliza a dignidade da pessoa humana por meio de três grandes passos – A LIBERDADE DO HOMEM, A MORALIDADE DOS ATOS HUMANOS e A CONSCIÊNCIA MORAL. São eles que conduzem o homem ao seu fim: a conquista das VIRTUDES.

Na palavra virtude se esconde a palavra latina que significa força. Isso nos permite libertar um pouco o conceito de bioética e dizer que ela é a ciência que busca criar um homem forte e grande, conforme o desejo original do Criador.

A compreensão da bioética supõe a clareza na definição de alguns termos usados constantemente como: valor, moral, ética. Quando falamos em **valor**, pensamos logo em custo ou preço. Mas, além disso, ele inclui também o conceito de princípio, norma preestabelecida de conduta ou crença duradoura, que supera todo e qualquer preço material ou monetário. A **moral** está ligada aos costumes.

Ela questiona e define o que é correto ou errado, o que é virtude ou maldade na conduta humana. É um conceito mais geral do que a ética. Já a **ética** nos leva, como a palavra grega quer dizer, à morada, à essência do próprio ser humano. Um homem sem ética se sentiria como se estivesse fora de sua casa, fora de sua natureza. A ética é como que a segunda natureza do ser humano. Por isso mesmo ela é o conjunto de normas e leis que regulamentam o comportamento de um indivíduo ou de um grupo de pessoas. A partir dessa visão, podemos entender a **BIOÉTICA** como uma ciência que diz respeito à vida ou à morte humana. É um estudo sistemático da conduta humana no âmbito das ciências da vida e da saúde, examinadas à luz dos princípios e valores morais. Delimita os direitos e os deveres e os parâmetros de comportamento dos profissionais da saúde, utilizando uma variedade de metodologias éticas num contexto interdisciplinar. Tem como objetivo promover e defender a vida no seu sentido mais amplo possível: humano, animal, ecológico e cósmico. Sendo ecumênica em um mundo pluralista, a bioética se torna causa comum a todos que acreditam na possibilidade de um futuro melhor, independentemente de cultura, raça, credo ou condição social.

Hoje muito se fala em dignidade e qualidade de vida humana. Mas isto não é novidade alguma. A religião sempre pregou que o homem foi criado e orientado para a felicidade. E alcançar essa felicidade foi a mola propulsora da luta da humanidade através de todos os tempos. Historicamente essa felicidade chega a se confundir com a justiça e com a santidade. Esta é o alvo último da vida humana. A qualidade e o conceito de santidade da vida humana se fundamentam em direitos primários, que apenas enumeraremos:

1. A sobrevivência da espécie humana.
2. A preservação das linhas familiares.
3. O direito de os seres humanos terem proteção de seus companheiros.
4. O respeito por escolhas pessoais e autodeterminação (que inclui integridade mental e emocional).
5. Inviolabilidade corporal. (Meu corpo, com meus órgãos, sou eu mesmo.)

Na busca da felicidade e da dignidade destacamos três momentos: a liberdade, a moralidade e a consciência do homem. O homem, dotado de razão, foi criado livre e senhor de seus atos. A liberdade outra coisa não é que o poder baseado na razão e na vontade. Quanto mais pratica o bem, mais a pessoa se sente e se torna livre. Assim, o direito à liberdade é uma exigência da dignidade da pessoa humana. **É a liberdade que torna o homem responsável por seus atos.**

A moral qualifica os atos humanos em bons ou maus, e, quanto às suas fontes, a moralidade depende do objeto escolhido, do fim visado (intenção) e das circunstâncias da ação. São cinco as normas básicas da moral: não matar; não causar dor; não inabilitar; não privar da liberdade ou das oportunidades e não privar do prazer. **É a liberdade que torna o homem um sujeito moral.**

Nesse seu caminhar para a felicidade, como um rio que para chegar ao mar precisa do amparo das margens, o homem toma consciência de suas virtudes e de suas fragilidades. E, na intimidade da consciência, o homem descobre uma lei: a lei natural (consciência moral), a lei divina e a lei institucionalizada. E a própria lei dá ao homem a possibilidade de formar um juízo, formar uma consciência cada vez mais criteriosa e refinada, que lhe permite alcançar a virtude. A virtude que lhe permite regular suas ações com segurança e estabilidade. **A liberdade revela ao homem o caminho da lei.**

Hoje são muitos os modelos de uma análise teórica da bioética. Como não nos cabe, neste momento, fazer esse aprofundamento teórico, lembramos que, praticamente todos os modelos, salvam o caráter singular e exclusivo da pessoa, como ser único e original. E nos atemos ao modelo principal, segundo o qual são quatro os princípios que orientam a ação moral: beneficência, não-maleficência; justiça e autonomia. Sobre esses quatro pés, a moral caminha com firmeza.

A bioética, como uma ciência relativamente nova, tem algumas características próprias que merecem um momento especial de nossa reflexão:

- Nasce no ambiente científico como necessidade de proteger a vida humana e seu ambiente.
- É resultado de um esforço interdisciplinar de investigação dos valores humanos.
- Embora ciência, não é feita de fórmulas éticas "pré-fabricadas", mas está permanentemente aberta à busca de novos valores.
- Apóia-se mais na razão e no bom juízo moral dos investigadores do que numa filosofia ou religiosidade.
- Não se preocupa tanto com a elaboração de teorias, mas principalmente com a orientação prática dos investigadores.
- Procura humanizar o "ambiente da saúde" e promover o direito dos pacientes.
- Não se propõe a criar normas para o exercício da medicina, mas procura criar uma consciência dos códigos internacionalmente aceitos.
- É o elo de integração da ética com as ciências biomédicas.
- Ocupa-se em buscar a dimensão ética dos problemas novos que surgem a cada dia no mundo da saúde.

A bioética e a teologia convivem, no dia-a-dia, com os mesmos problemas e questões. Tanto que muitas vezes se torna difícil traçar uma linha divisória entre as duas disciplinas. Talvez uma pequena diferença possa ser colocada, quando se diz que a teologia, mais do que fazer regras e estabelecer leis (um pouco papel da ética), busca respostas para os problemas que são fundamentais à qualidade de vida humana e ao meio ambiente em que o homem vive. São muitas as questões. Privilegiamos algumas.

RELAÇÃO PROFISSIONAL – PACIENTE

No emaranhado das relações entre profissional e paciente, buscamos algumas linhas mestras que possam nortear e facilitar o relacionamento. A veracidade: que haja um diálogo límpido e transparente. O consentimento informado: todas as informações devem ser dadas com clareza, não escondendo riscos, nem aumentando os benefícios. A confidencialidade, que garante o sigilo das informações trocadas entre ambos, e o direito de recusa ao tratamento, que é, em última instância, o direito à liberdade de opção.

SEXUALIDADE

Sob o título Sexualidade podemos englobar uma infinidade de questões que sempre voltam à tona e cujas respostas – de difícil consenso – afetam profundamente o equilíbrio da vida e das relações sociais, e para as quais a religião quase sempre tem um olhar atento e crítico. Podemos arrolar as principais como: transexualidade, contracepção, aborto, técnicas reprodutivas (inseminação artificial, fecundação *in vitro*, predeterminação do sexo, banco de esperma, óvulos e embriões, etc.). E, quando se fala em sexualidade, é muito fácil descambar para um falso pudor e para moralismos.

A MORTE E O MORRER

Falar de morte quando se busca a melhoria e a qualidade de vida parece paradoxal. Mas não é. E as grandes preocupações e até angústias da bioética se situam, justamente, na área da morte, começando pela própria definição ou determinação da morte. Como educar para a morte digna? Quais atitudes tomar diante da morte? Quais são os cuidados para com os pacientes terminais? Prolongamento da vida ou eutanásia? A morte e o morrer nos levam ainda à pena de morte e ao suicídio. O Estado tem realmente o direito de tirar a vida? O suicídio é um exercício de liberdade humana? Praticamente todas essas perguntas ficam sem uma resposta clara e precisa.

QUESTÕES MUITO ATUAIS

A ciência evolui hoje muito rapidamente. Com o desenvolvimento da informática e com os recursos da moderna tecnologia, novas questões se apresentam a cada instante. Elas se situam especialmente na área da genética, da experimentação humana, dos transplantes, dos órgãos e tecidos artificiais e da explosão populacional e urgente necessidade de um controle da natalidade. E muitas vezes o homem tem a tentação de "brincar de Deus", assumindo ares de senhor da vida e dono do mundo. A decifração do código genético do homem, a clonagem de seres vivos, especialmente o nascimento de ANDI, o primeiro primata a ser clonado, nos colocam diante da pergunta: ATÉ ONDE PODEREMOS IR?

A bioética, como ciência, procura, seriamente, servir de margem para que o homem possa caminhar seguro rumo à plena realização e à felicidade. A teologia, enquanto disciplina, tem muito a contribuir. Mas, certamente, há um longo caminho a ser percorrido pela teologia nos caminhos da bioética. Importa acompanhar o passo do desenvolvimento das demais ciências biomédicas para poder ser um suporte e não um empecilho no caminho da vida.

3

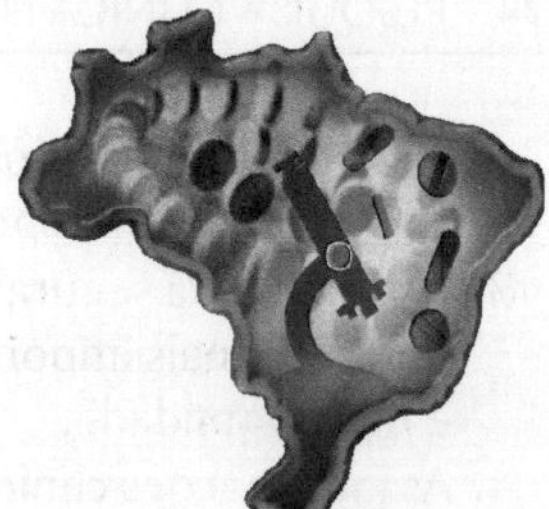

BOAS PRÁTICAS CLÍNICAS

Marilia Santini de Oliveira

Boas Práticas Clínicas são um conjunto de normas e orientações éticas e científicas para o desenho, condução, registros e divulgação de resultados de estudos clínicos. Essas normas, muitas vezes chamadas abreviadamente de GCP (abreviatura do inglês *Good Clinical Practices*), foram publicadas em maio de 1996, na forma de um guia, após serem estabelecidas pela Conferência Internacional de Harmonização dos Requerimentos Técnicos para Registro de Produtos Farmacêuticos para Uso em Humanos (ICH – *International Conference on Harmonization of Technical Requirements for Registration of Pharmaceuticals for Human Use*).

As normas de Boas Práticas Clínicas têm como objetivo estabelecer padrões uniformes para a União Européia, Japão e Estados Unidos da América, para facilitar a aceitação de dados obtidos por meio de estudos clínicos pelas autoridades regulatórias desses países e foram desenvolvidas considerando as regras de boas práticas clínicas usadas na União Européia, Japão, Estados Unidos da América, Austrália, Canadá, países nórdicos e Organização Mundial de Saúde.

As orientações do guia resultante da Conferência Internacional de Harmonização devem ser seguidas sempre que se faz um estudo clínico com intenção de os dados obtidos serem submetidos às autoridades regulatórias dos países que dele participaram. É recomendável que os princípios estabelecidos nesse guia sejam aplicados também em qualquer outro estudo clínico que possa ter impacto na segurança e bem-estar de seres humanos.

A primeira parte do guia para Boas Práticas Clínicas é um glossário no qual se definem detalhadamente 62 termos usados no documento, incluindo desde "protocolo de pesquisa", "ensaio/estudo clínico", "confidencialidade" e "aderência" até "contrato", "investigador" e "consentimento informado".

Na segunda parte são citados os 13 Princípios de Boas Práticas Clínicas, reproduzidos a seguir:

1. Os estudos clínicos devem ser conduzidos de acordo com os princípios éticos originados pela Declaração de Helsinque e que são consistentes com as boas práticas clínicas e os requerimentos regulatórios.
2. Os riscos e inconveniências esperados, devem ser pesados contra os benefícios que se podem esperar para cada sujeito da pesquisa e para a comuni-

dade, antes do início de um estudo clínico. Esse estudo só deve ser realizado se os benefícios esperados superarem os riscos.

3. Os direitos, a segurança e o bem-estar dos sujeitos de pesquisa são as considerações mais importantes e devem prevalecer sobre os interesses da ciência e da comunidade.
4. As informações clínicas e não clínicas disponíveis sobre o produto em estudo devem ser adequadas para justificar o estudo proposto.
5. O estudo clínico deve ser cientificamente descrito, de forma clara e detalhada, num protocolo de pesquisa.
6. Um estudo deve ser conduzido de acordo com o protocolo que recebeu aprovação ou opinião favorável prévia de um Comitê de Ética em Pesquisa independente.
7. Os cuidados e decisões médicas para um sujeito da pesquisa devem sempre ser de responsabilidade de um médico, ou de um dentista, se for o caso, qualificado.
8. Cada indivíduo envolvido na condução de um estudo clínico deve ser qualificado por meio de educação, treinamento e experiência para exercer sua função.
9. O consentimento informado, dado livremente, deve ser obtido de todos os indivíduos antes do início de sua participação num estudo clínico.
10. Todas as informações sobre um estudo clínico devem ser registradas, manuseadas e arquivadas de uma maneira que permita relato, interpretação e verificação acurados.
11. A confidencialidade dos dados que possam identificar os sujeitos da pesquisa deve ser protegida, respeitando-se a privacidade e as regras de confidencialidade de acordo com os requerimentos regulatórios aplicáveis.
12. Produtos investigacionais devem ser manufaturados, manuseados e estocados de acordo com as "Boas Práticas de Fabricação" e usados de acordo com o protocolo aprovado.
13. Sistemas com procedimentos que garantam a qualidade de todos os aspectos do estudo devem ser implementados.

Na terceira parte do guia, determinam-se as responsabilidades, composição, função, operação e procedimentos dos Comitês de Ética em Pesquisa, aspectos que são discutidos em maiores detalhes em outro capítulo deste livro.

O guia contempla, a seguir, os aspectos referentes ao pesquisador, ou investigador de um estudo clínico, incluindo suas qualificações, sua capacidade de recrutar sujeitos para a pesquisa e de formar uma equipe treinada para conduzi-la, sua responsabilidade e capacidade de fornecer cuidados médicos adequados aos sujeitos da pesquisa. Também são descritas nessa parte do guia as responsabilidades do investigador em relação à comunicação com o CEP, aderência ao protocolo proposto, manuseio do produto em investigação, procedimentos de randomização, obtenção do consentimento informado, manutenção de arquivos, emissão de relatórios parciais e final e procedimentos para término prematuro ou suspensão do estudo. O papel do pesquisador nos estudos clínicos é discutido em outro capítulo deste livro.

A quinta parte do guia diz respeito ao patrocinador de estudos clínicos, estabelecendo regras para controle de qualidade, para uso de Organizações de Pesquisa Contratadas (CRO), para indicação de médico responsável pelo estudo, para designação de profissionais qualificados para desenhar e administrar o estudo, além de manusear e registrar os dados obtidos, para selecionar pesquisadores/investigadores, para estabelecer seguros ou outras formas de compensação para sujeitos da pesquisa e pesquisadores, para estabelecer o orçamento de um estudo. Também são citadas como responsabilidade do patrocinador a submissão às autoridades regulatórias, confirmação de que o protocolo de pesquisa foi aprovado por um CEP antes de seu início, a certificação de que as informações disponíveis sobre o produto justificam a realização do estudo proposto, manutenção dos pesquisadores informados sobre todas as características e qualquer nova informação sobre o produto em investigação, fabricação, embalagem, identificação, codificação, manuseio e fornecimento do produto. O patrocinador deve ainda verificar se cada sujeito consentiu, por escrito, em participar do estudo e ter uma declaração escrita assegurando que o investigador e/ou a instituição a que ele pertence permitirão acesso aos documentos – fonte para monitores, auditores, membros do CEP e autoridades regulatórias. São responsabilidades do patrocinador: avaliar continuamente os dados de segurança e notificar rapidamente todos os investigadores e autoridades regulatórias acerca de achados que possam afetar adversamente a segurança dos sujeitos da pesquisa, ter impacto sobre a condução do estudo ou alterar a aprovação/parecer favorável do CEP sobre a sua continuação, além de emitir relatórios sobre todas as reações adversas às drogas para os pesquisadores, CEP e autoridades regulatórias e avaliar essas reações em relatórios periódicos. A monitoria e auditoria do estudo, também de responsabilidade do patrocinador, são descritas detalhadamente no guia, em relação aos seus objetivos, extensão e natureza, seleção, qualificação e responsabilidades dos monitores e auditores, procedimentos e relatórios a serem escritos. Os procedimentos que devem ser observados para terminação prematura ou suspensão do estudo, finalização de estudo e condução de estudos multicêntricos também são descritos nessa parte do guia.

O protocolo de pesquisa clínica, definido no glossário do guia como um documento que descreve os objetivos, desenho, metodologia, considerações estatísticas e organização de um ensaio clínico e que geralmente também traz informações sobre a justificativa para a realização do estudo, englobando também emendas (descrição escrita de alterações realizadas no documento original), é assunto da sexta parte do guia de Boas Práticas Clínicas. Determina-se que o protocolo deve conter:

1. Informações gerais:
    - Título e número de identificação do protocolo, data da elaboração. Emendas devem também ser numeradas e datadas.

- Nome e endereço do patrocinador e dos monitores, se o estudo não for monitorizado pelo próprio patrocinador.
- Nome(s) e título(s) da(s) pessoa(s) autorizada(s) a assinar o protocolo e suas emendas para o patrocinador.
- Nome, título, endereço e telefones do médico ou dentista do patrocinador para o estudo.
- Nome(s) e título(s) do(s) pesquisador(es) responsável(eis) pela condução do estudo, endereço e telefone do centro de estudo.
- Nome, título, endereço e número de telefones de médicos ou dentistas qualificados responsáveis pelas decisões médicas relacionados ao estudo, se esses não forem os próprios pesquisadores.
- Nome(s) e endereço(s) do(s) laboratório(s) e outros departamentos médicos e/ou técnicos e/ou instituições envolvidos no estudo.

2. Informações sobre o produto em estudo (*background*):
   - Nome e descrição do produto.
   - Resumo dos achados de estudos não clínicos que tenham resultados potencialmente significantes clinicamente e de estudos clínicos relevantes para o estudo proposto.
   - Resumo dos riscos e benefícios conhecidos e potenciais, se houver algum, para seres humanos.
   - Descrição e justificativa da via de administração, dosagem, regimes e período de tratamento escolhidos para o estudo.
   - Uma declaração de que o estudo será conduzido de acordo com o protocolo, as Boas Práticas Clínicas e os requerimentos regulatórios aplicáveis.
   - Descrição da população a ser estudada.
   - Referências da literatura e dados que sejam relevantes para o estudo e que forneçam informações úteis para ele.
3. Objetivos e propósitos do estudo:
   - Descrição detalhada dos objetivos e propósitos do estudo.
4. Desenho do estudo: a integridade científica de um estudo e a credibilidade dos dados obtidos dependem substancialmente do desenho do estudo. A descrição do desenho de um estudo inclui:
   - Item citando especificamente quais serão os *end-points* primários, e secundários, se houver, a serem medidos.
   - Tipo do estudo (duplo-cego, placebo-controlado, etc.) e um diagrama esquemático do desenho, procedimentos e estágios do estudo.
   - Medidas tomadas para minimizar ou evitar viés, incluindo randomização.
   - Tratamentos, dosagem e regime do produto investigacional, incluindo apresentação, embalagem e identificação.
   - Duração da participação do sujeito na pesquisa, seqüência e duração dos períodos do estudo, incluindo seguimento, se houver.
   - Critérios para interrupção do estudo para cada sujeito, partes ou todo do estudo.

- Procedimentos de contabilização do produto investigacional, incluindo placebo ou tratamento-controle, se houver.
- Códigos de randomização.
- Identificação de todos os dados a serem registrados nas fichas clínicas de estudo e dos considerados como fonte de informações.

5. Seleção e retirada de sujeitos do estudo:
   - Critérios de inclusão.
   - Critérios de exclusão.
   - Critérios e procedimentos para retirada de sujeitos do estudo (quando, como, dados a serem coletados, seguimento, etc.).
6. Tratamento dos sujeitos:
   - Tratamento a ser administrado, incluindo nomes de todos os produtos, dose, regime, via de administração e duração para cada produto em cada grupo de tratamento ou braço do estudo.
   - Medicações e tratamentos permitidos e não permitidos antes e durante o estudo.
   - Procedimentos para monitorizar a aderência dos sujeitos.
7. Avaliação de eficácia:
   - Especificação dos parâmetros de eficácia.
   - Métodos e época para avaliar, registrar e analisar os parâmetros de eficácia.
8. Avaliação de segurança:
   - Especificação dos parâmetros de segurança.
   - Procedimentos para registro e relato de eventos adversos e doenças intercorrentes.
   - Tipo e duração do seguimento dos sujeitos após ocorrência de eventos adversos.
9. Estatística:
   - Descrição dos métodos estatísticos a serem empregados, incluindo época planejada para realização de análises interinas.
   - Número planejado de sujeitos a serem incluídos no estudo todo e em cada centro, em casos de estudos multicêntricos. Razões para a escolha do tamanho da amostra, incluindo cálculo do poder da análise e justificativas clínicas.
   - Nível de significância a ser considerado.
   - Critérios para o término do estudo.
   - Procedimentos para contabilização de dados perdidos, não usados e espúrios.
   - Procedimentos para relato dos desvios do plano estatístico original (qualquer desvio deve ser descrito e justificado no protocolo ou no relatório final).
   - Seleção dos sujeitos a serem incluídos na análise final (todos os randomizados, todos os elegíveis, todos os avaliáveis, etc.).
10. Acesso direto aos documentos e dados-fonte:
    - O patrocinador deve assegurar-se de que está especificado no protocolo ou em outros documentos escritos que o pesquisador e/ou instituição no

qual o estudo será conduzido permitirão monitorias, auditorias, revisão pelos CEPs e inspeções pelos órgãos regulatórios relacionadas ao estudo, providenciando acesso direto aos documentos-fonte.

11. Métodos para controle de qualidade.
12. Considerações éticas relacionadas ao estudo.
13. Métodos para manuseio e registro dos dados coletados.
14. Financiamento e seguros relacionados ao estudo.
15. Política de publicação dos resultados obtidos.
16. Suplementos.

A sétima parte do guia de Boas Práticas Clínicas trata da Brochura do Investigador, documento que contém uma compilação dos dados não clínicos e clínicos do produto investigacional que são relevantes para o estudo desse produto em seres humanos. A brochura do investigador tem como objetivos facilitar o entendimento de alguns aspectos do protocolo (dose e freqüência do produto investigacional, métodos de administração, toxicidade, etc.) e auxiliar o manejo clínico dos sujeitos da pesquisa.

As informações contidas na brochura do investigador devem estar escritas de forma concisa, simples, objetiva e não promocional, para que o investigador possa entendê-la e julgar por si próprio os riscos e benefícios relacionados ao estudo proposto. Por essa razão, é importante que um médico qualificado participe da edição desse documento e que o conteúdo seja aprovado por especialistas nas disciplinas que geraram os dados descritos.

O tipo e a extensão das informações contidos na brochura do investigador dependem do estágio de desenvolvimento do produto investigacional. Se em um estudo vai ser usado um produto já comercializado e com farmacologia bem conhecida, pode-se usar a própria bula do medicamento, desde que ela contenha informações atualizadas e detalhadas sobre todos os aspectos que possam ser importantes para o investigador. Caso um produto já comercializado e bem conhecido vá ser testado para um novo uso, ou nova indicação, deve-se elaborar uma brochura do investigador especificamente sobre esse novo uso.

A brochura do investigador deve ser revista pelo menos uma vez por ano e atualizada sempre que necessário, sendo responsabilidade do patrocinador manter os dados atualizados e do investigador submeter novas versões da brochura ao CEP de sua instituição. Informações novas que sejam muito importantes devem ser comunicadas aos investigadores o mais breve possível, antes mesmo de serem incluídas em nova versão da brochura do investigador.

Em estudos do investigador, este deve ser responsável por fornecer todas as informações sobre o produto para os envolvidos na condução da pesquisa; se não na forma de uma brochura formal do investigador, por meio de informações minuciosas na seção de introdução do protocolo de pesquisa clínica.

A brochura do investigador deve conter:

- Considerações gerais (título, nome do patrocinador, identificação do produto, data, número da edição, termo de confidencialidade).

- Índice.
- Resumo, com as principais características físicas, químicas, farmacológicas, toxicológicas, metabólicas e clínicas disponíveis e relevantes para o estágio de desenvolvimento do produto investigacional.
- Introdução, contendo o nome químico (genérico e de marca, quando aprovados) do produto, seus ingredientes ativos, classe farmacológica, justificativa para a realização de estudos com esse produto, possíveis indicações diagnósticas, terapêuticas e profiláticas, métodos a serem seguidos na avaliação do produto.
- Propriedades físicas, químicas, farmacêuticas e formulação.
- Resumo e resultados de estudos não clínicos (farmacologia não clínica, farmacocinética e metabolismo em animais, toxicologia).
- Efeitos em humanos (farmacocinética e metabolismo em humanos, segurança e eficácia, experiência prévia com o produto comercializado).
- Resumo dos dados e guia para o investigador, com discussão sobre os dados clínicos e não clínicos conhecidos, considerando informações de diversas fontes sobre os diferentes aspectos do produto. O guia servirá para indicar como será feito diagnóstico e tratamento de superdosagem do produto e eventos adversos da droga, baseados em experiência prévia e dados farmacológicos.

Finalmente, em sua última parte, o guia de Boas Práticas Clínicas trata dos documentos essenciais para a condução de ensaios clínicos, que são definidos como documentos que, individual e coletivamente, permitem avaliar como um estudo é conduzido e a qualidade dos dados produzidos. Os documentos essenciais servem para demonstrar que o investigador, o patrocinador e os monitores observam os padrões de boas práticas clínicas e os requerimentos regulatórios aplicáveis, e geralmente são examinados nas auditorias encomendadas pelo patrocinador e das instâncias regulatórias, como parte do processo de confirmação da validade da condução do estudo e da integridade dos dados coletados. Esses documentos devem estar nos arquivos do investigador ou do patrocinador; na maioria dos casos, em ambos. Antes do término de um estudo o monitor deve rever esses arquivos e assegurar-se de que todos os documentos necessários estão arquivados.

Os seguintes documentos devem ser gerados e arquivados antes do início formal de um estudo:

- Brochura do Investigador.
- Protocolo de pesquisa assinado, eventuais emendas e um exemplar em branco da ficha clínica de estudo.
- Informações dadas ao sujeito da pesquisa (consentimento informado, qualquer outra informação escrita, materiais usados para captação de pacientes).
- Aspectos financeiros do estudo.
- Regras do seguro, quando requerido, para documentar quais as compensações para o sujeito da pesquisa em caso de injúrias decorrentes da participação no estudo.

- Acordo assinado entre as partes envolvidas (investigador/instituição e patrocinador, por exemplo).
- Documento do Comitê de Ética em Pesquisa aprovando ou dando opinião favorável aos seguintes documentos: protocolo e emendas, termo de consentimento livre e esclarecido, informações escritas a serem dadas aos sujeitos da pesquisa, materiais para captação de pacientes (se forem usados), compensação para os pacientes (se existirem), fichas clínicas de estudo (se aplicável).
- Lista dos membros do Comitê de Ética em Pesquisa.
- Aprovação, autorização e/ou notificação de recebimento do protocolo pelas autoridades regulatórias, de acordo com as normas de cada país.
- Currículo e outros documentos que demonstrem a qualificação do investigador e co-investigadores.
- Valores normais dos testes laboratoriais e resultados normais de procedimentos médicos e técnicos incluídos no protocolo.
- Validação dos laboratórios que realizarão os procedimentos técnicos e laboratoriais (certificação, acreditação, etc.).
- Exemplo de etiqueta do produto investigacional.
- Instruções para manuseio do produto investigacional e materiais relacionados ao estudo, caso não estejam citadas na brochura do investigador.
- Registro do recebimento do produto investigacional e materiais relacionados ao estudo.
- Certificado de análise do produto investigacional recebido.
- Procedimentos para quebra do sigilo em estudos duplo-cego.
- Lista de randomização.
- Relatório da monitoria documentando que o centro está preparado para o estudo.
- Relatório inicial da monitoria, documentando que os procedimentos do estudo foram revistos com o investigador e sua equipe (pode ser redigido junto com o item anterior).

Durante a condução do estudo, os seguintes documentos são considerados essenciais, devendo portanto ser gerados e arquivados:

- Versões atualizadas da brochura do investigador.
- Qualquer revisão feita no protocolo, emendas, termo de consentimento livre e esclarecido, informações escritas a serem dadas ao sujeito da pesquisa, métodos para captação de pacientes, se usados.
- Aprovação do Comitê de Ética em Pesquisa de emendas ao protocolo, revisões citadas no item anterior e relatórios parciais do estudo, se necessário.
- Aprovação das autoridades regulatórias de emendas ao protocolo ou outros documentos, se requeridos pelas leis locais.
- Currículo de novos investigadores ou co-investigadores.
- Atualização dos valores normais de testes laboratoriais e procedimentos médicos e técnicos incluídos no protocolo.

- Atualização da certificação dos laboratórios que realizam os testes e procedimentos.
- Documentação do envio e recebimento do produto investigacional e outros materiais relacionados ao estudo.
- Certificado de análise de novas remessas do produto investigacional.
- Relatórios das visitas de monitoria.
- Comunicados relevantes (cartas, anotações de encontros e de telefonemas).
- Documentos-fonte.
- Fichas clínicas de estudo preenchidas, assinadas e datadas.
- Documentação da correção de fichas clínicas de estudo.
- Notificação de eventos adversos sérios feita pelo investigador para o patrocinador.
- Notificação de eventos adversos sérios e não esperados e outras informações de segurança feita pelo patrocinador e/ou investigador ao Comitê de Ética em Pesquisa e autoridades regulatórias.
- Notificação de informações de segurança feita pelo patrocinador para os investigadores.
- Relatórios ínterins ou anuais para o Comitê de Ética em Pesquisa e autoridades regulatórias.
- Lista dos sujeitos triados para o estudo.
- Lista de identificação dos sujeitos triados, confidencial, com os nomes e números de alocação de todos os pacientes.
- Lista dos sujeitos incluídos no estudo.
- Contabilidade do produto investigacional no centro.
- Página com assinaturas e rubrica de todas as pessoas autorizadas a fazerem registros e correções nas fichas clínicas de estudo.
- Relatório documentando localização e identificação de amostras de fluidos corporais e tecidos estocados para testes futuros.

Após o término do estudo e antes de seu fechamento todos os documentos acima devem ser revisados e os seguintes documentos devem ser gerados e arquivados:

- Contabilidade final do produto investigacional no centro.
- Documentação da destruição do produto investigacional não usado, pelo centro ou pelo patrocinador.
- Lista completa de identificação dos sujeitos da pesquisa, para permitir localização deles caso algum seguimento posterior seja necessário, mantida confidencial pelo investigador.
- Certificados de auditoria, caso tenha sido realizada.
- Relatório final de monitoria, para documentar que todas as atividades requeridas para término do estudo foram cumpridas e cópias dos documentos essenciais estão nos arquivos do investigador e do patrocinador.
- Alocação de tratamento e documentação de decodificação, enviada ao patrocinador para documentar qualquer decodificação que tenha ocorrido.

- Relatório final feito pelo investigador para o Comitê de Ética em Pesquisa e as autoridades regulatórias, quando requerido.
- Relatório do estudo clínico, documentando os resultados e interpretação da pesquisa.

Todos os envolvidos com pesquisa clínica, incluindo investigadores e sua equipe, patrocinadores, Comitês de Ética e demais instituições, devem conhecer o guia para Boas Práticas Clínicas e se esforçar para cumprir seus preceitos.

4

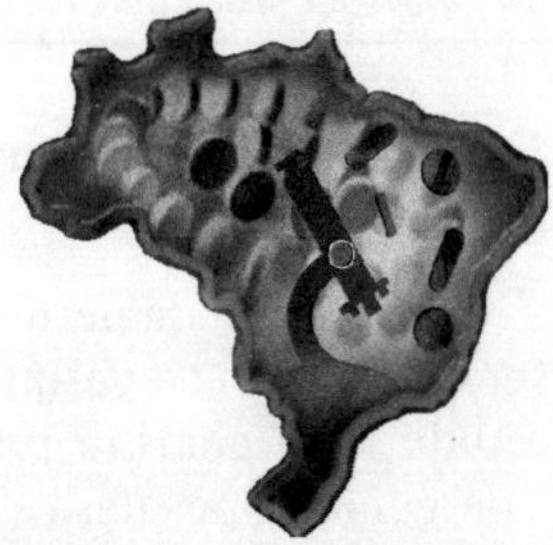

ANÁLISE ESTATÍSTICA NO PROJETO DE PESQUISA

Lúcia Christina Iochida
Aldemar Araujo Castro

INTRODUÇÃO

A análise estatística deve idealmente fazer parte de qualquer projeto de pesquisa desde o seu início. Seu papel principal é estabelecer, objetivamente, se os resultados obtidos têm significância estatística, de acordo com limites preestabelecidos.

Existem muitos e diferentes testes estatísticos, que podem ser empregados de acordo com o tipo de variáveis estudadas, que dependem do tipo ou desenho do estudo, que, por sua vez, depende da(s) pergunta(s) da pesquisa. Ou seja, a pergunta da pesquisa é que vai determinar todos esses itens.

É muito importante que o pesquisador conheça o real papel da análise estatística, que começa no planejamento do estudo e que pode contribuir de maneira importante para a qualidade do seu estudo. Diversos testes estatísticos podem ser usados nessa análise, e sua escolha obedece a critérios metodológicos (pressupostos do teste). Como qualquer equação matemática, os testes ou pacotes estatísticos sempre darão uma resposta ou resultado, caso lhes sejam fornecidos dados (números, nos espaços em branco correspondentes). O fato de haver um resultado não quer dizer que ele tenha algum significado, isoladamente. Se o teste escolhido for inadequado para o estudo, teremos um resultado, mas sua interpretação não terá significado ou, o que é pior, poderá levar a conclusões ou a tomada de decisões completamente equivocadas. Este é um perigo real que corremos ao usar os chamados "pacotes estatísticos", que oferecem uma ampla variedade de testes estatísticos, em formato amigável: basta inserir os dados (números, nos espaços em branco) e quase que imediatamente se obtém uma resposta ou resultado. Sem a escolha e interpretação adequada, que pode (e deve) ter a ajuda do estatístico, mas que depende principalmente de quem fez a pergunta da pesquisa (o pesquisador), qualquer resposta não terá necessariamente um sentido.

O método estatístico de uma pesquisa clínica deve ser dividido em duas partes: a) cálculo do tamanho da amostra; b) análise estatística. Neste capítulo será abordada apenas a segunda parte, isto é, a análise estatística propriamente dita, ou análise dos resultados.

Qual a relação entre a pergunta da pesquisa e a análise estatística?

A pergunta da pesquisa é que determina qual o tipo de análise estatística a ser empregado na pesquisa. Assim como nos demais itens da pesquisa – tipo de estudo, local, amostra, procedimentos, variáveis, cálculo do tamanho da amostra – a pergunta da pesquisa é que irá direcionar a seleção de cada um deles. No entanto, a pergunta não é o único item necessário: ela é o primeiro e o mais importante, que deve ser formulada de forma apropriada para evitar falsas interpretações no planejamento da pesquisa. Quanto mais bem elaborada for a pergunta da pesquisa, mais fácil será seu planejamento, execução e divulgação. Por todos esses motivos, a pergunta da pesquisa é o seu principal componente.

O que determina a análise estatística?

Como já foi explicado no item anterior, é a pergunta da pesquisa. De acordo com a pergunta da pesquisa, é feita a escolha do tipo de estudo mais adequado para respondê-la; por exemplo, para avaliar um novo tratamento, o tipo de estudo mais adequado deverá ser o ensaio clínico randomizado. De acordo com o desenho do estudo, o tipo das variáveis, o tamanho da amostra ou dos grupos, é determinado o teste mais adequado para a análise estatística.

Quem determina a análise estatística?

O pesquisador é quem irá determiná-la. Para isso deverá estar atento à pergunta da pesquisa, ao tipo de estudo e às variáveis a serem estudadas. Com esse conjunto de informações é que o pesquisador determinará qual o método de análise estatística a ser utilizado.

O resultado ou resposta de qualquer teste estatístico é, em última análise, um número (p, z, f, por exemplo), que vai ser comparado com um determinado valor crítico. O valor crítico, a partir do qual se diz que houve significância estatística, depende da decisão prévia do pesquisador, que é quem determina, a partir de seu conhecimento prévio (ou idealmente de revisão sistemática da literatura), os níveis a partir dos quais haverá significância.

A participação de um estatístico desde a fase de planejamento da pesquisa contribui muito para a sua qualidade, pois este pode orientar o tipo de teste mais adequado e quais os requisitos mínimos para sua aplicação, como tamanho de amostras e grupos, de modo a procurar responder à pergunta do pesquisador da maneira mais adequada; auxiliar, ainda, no cálculo do tamanho da amostra, técnica de amostragem e técnica de randomização.

O cuidadoso planejamento de pesquisa pode evitar que o pesquisador chegue ao final de sua coleta de dados sem a menor idéia de como analisar esses dados e, o que é pior, imaginando que o estatístico será capaz de solucionar todos os seus problemas, simplesmente escolhendo algum tipo de "teste ideal".

PRINCÍPIOS DA ANÁLISE ESTATÍSTICA

A análise estatística é baseada na premissa de que, ao observarmos o resultado de uma pesquisa, existem duas explicações possíveis para os resultados encontrados: a) um motivo, que é a causa da diferença entre os grupos para os quais foi planejada a pesquisa; b) o acaso, que é a ausência de uma causa para explicar a diferença, sendo esta devida à casualidade ou ao azar (Fig. 4-1). Sempre que uma aumenta, a outra diminui. Quantificar o motivo não é possível; no entanto é possível quantificar matematicamente a probabilidade do acaso ser o responsável pelo resultado encontrado. Sempre que existir uma grande probabilidade do acaso ser o responsável pelo resultado, concluiremos que este é realmente o responsável pelo resultado encontrado. Em uma situação oposta, quando a probabilidade do acaso for pequena, concluiremos que o motivo é o responsável pela diferença encontrada. O limite do valor da probabilidade a ser utilizado para determinar se o acaso é o responsável pelo resultado obtido é de 5%, o que é determinado na literatura biomédica de forma empírica; algumas vezes o valor usado é de 1%. Assim, sempre que, ao realizar os cálculos, a probabilidade do acaso ser responsável pelo resultado for maior que 5%, concluímos que o acaso é o responsável; e sempre que a probabilidade do acaso ser o responsável for

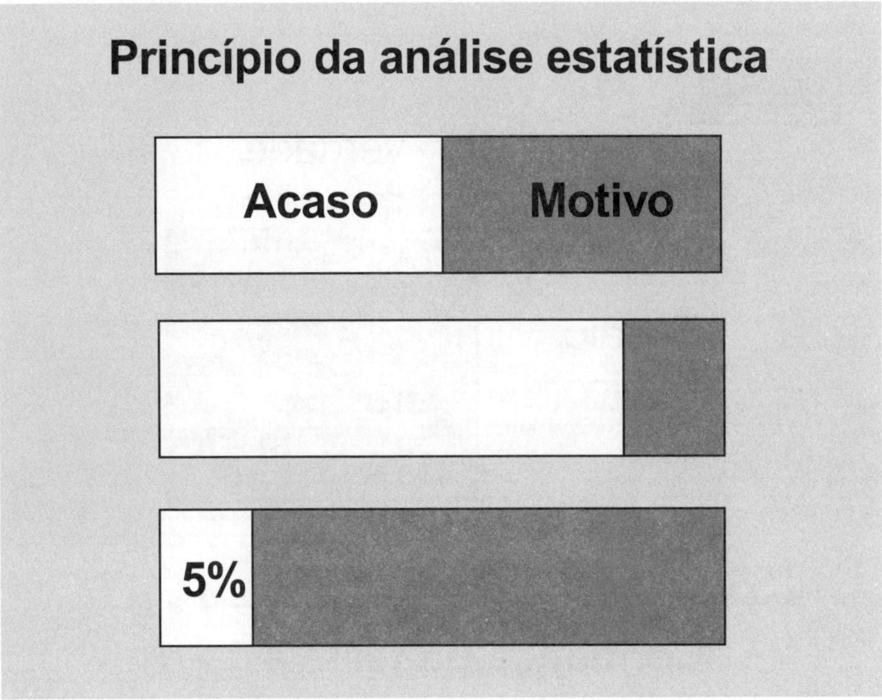

Fig. 4-1. Princípio da análise estatística.

menor que 5%, concluímos que o motivo é o responsável pelo resultado encontrado. Este é o princípio da análise estatística.

Outro princípio é quando imaginamos o resultado de uma pesquisa clínica comparado com a verdade (Fig. 4-2). O resultado da pesquisa é positivo quando for detectada diferença entre os grupos e o resultado é negativo quando não for detectada diferença entre os grupos. A verdade é positiva quando existir na verdade diferença entre os grupos e negativa quando na verdade não existir diferença entre os grupos. A verdade é uma situação imaginária que na realidade não conhecemos (mas algumas vezes assumimos, como quando usamos um "padrão-ouro"). Ao correlacionarmos os dois resultados, teremos quatro situações:

a) *A pesquisa positiva com a verdade positiva:* é uma situação em que estaremos acertando.

b) *A pesquisa negativa com a verdade negativa:* é outra situação em que estaremos acertando.

c) *A pesquisa positiva com a verdade negativa:* é uma situação em que estaremos errando.

d) *A pesquisa negativa com a verdade positiva:* é outra situação em que estaremos errando.

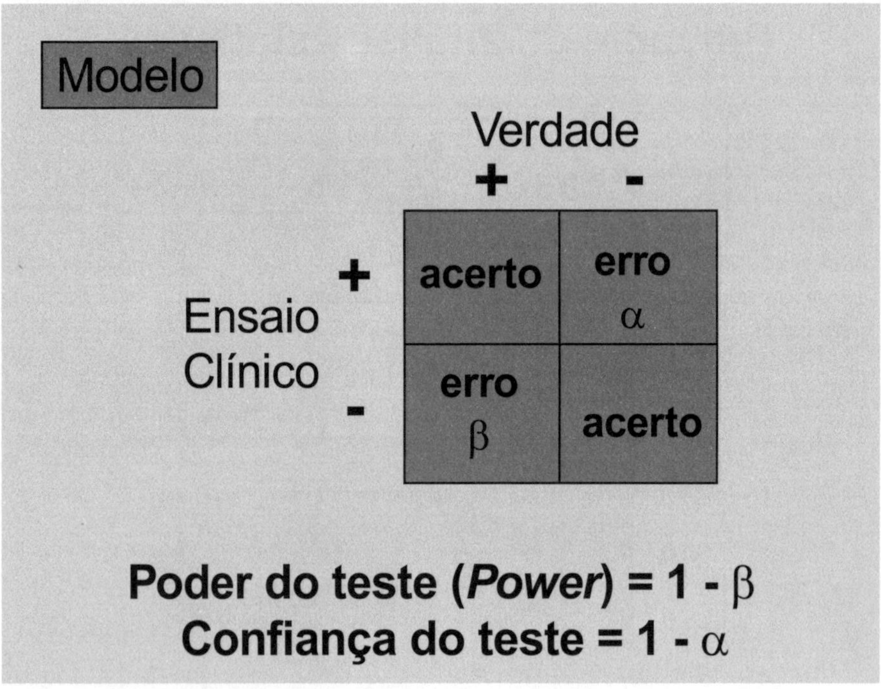

Fig. 4-2. Modelo de tomada de decisão.

Na interpretação dessas quatro situações, devemos ter duas preocupações: a) quando a pesquisa for positiva (detectou diferença) devemos observar qual o valor do erro α para conhecermos qual a probabilidade do acaso ser responsável pela diferença encontrada; b) quando a pesquisa for negativa (não detectou diferença) devemos observar qual o valor do erro β para conhecermos qual a probabilidade do acaso ser responsável pela não diferença.

A análise estatística propriamente dita, ou análise dos resultados de uma pesquisa, baseia-se em fazer a distinção entre desfechos ou resultados devidos ao acaso ou a uma causa ou motivo (Fig. 4-1).

Inicialmente, o pesquisador deve formular suas hipóteses, e em estatística trabalha-se geralmente com as seguintes hipóteses:

a) *Hipótese de nulidade, ou H_0:* afirma que não existe diferença entre os grupos (tratamento ou placebo, teste diagnóstico novo ou padrão-ouro).
b) *Hipótese alternativa, ou H_1*: afirma que os grupos são diferentes. Pode simplesmente afirmar que os grupos são diferentes ou dizer que um grupo é maior (ou melhor) que outro, quando existe justificativa prévia (clínica ou experimental) para esse tipo de expectativa.

Cabe ao pesquisador, com base em conhecimentos prévios (ou, preferencialmente, com base nos resultados de uma revisão sistemática/metanálise de boa qualidade), fixar alguns itens para a análise:

a) *Erro α (alfa):* é a probabilidade de se rejeitar a hipótese de nulidade (afirmando que existe diferença entre os grupos), quando esta é verdadeira (isto é, na realidade não existe essa diferença). Geralmente fixada em 0,05 ou 5%.
b) *Erro β (beta):* é a probabilidade de se aceitar a hipótese de nulidade (afirmando que não existe diferença entre os grupos), quando esta é falsa (isto é, na realidade existe diferença). Geralmente fixada em 0,1 ou 10%.
c) *Nível de confiança (1 - α):* é a confiança que se deposita no teste, isto é, a confiança que se tem, quando se rejeita a hipótese de nulidade, de que a diferença encontrada não se deve ao acaso.
d) *Poder do teste (1 - β):* representa o poder do teste para detectar uma diferença (rejeitar a hipótese de nulidade), quando esta for realmente falsa.

Quais são os componentes necessários para fazer a análise estatística?

São quatro os componentes necessários para se fazer a análise estatística:

a) A pergunta da pesquisa é que vai determinar o tipo de estudo e a escolha do teste ou testes adequados.
b) As hipóteses estatísticas (H_0 e H_1) irão depender diretamente da pergunta da pesquisa e do tipo de estudo escolhido.
c) As variáveis a serem estudadas deverão ser claramente definidas, podendo ser dicotômicas, isto é, tendo apenas duas categorias (sim ou não,

presente ou ausente), como a morte ou a cura; categóricas, com duas ou mais possibilidades, por exemplo: alto, médio ou baixo, grave, médio, leve; ou contínuas, como, por exemplo, peso, estatura, pressão arterial. Além disso devem ser explicitados, na metodologia, como e por quem será feita a mensuração e como e por quem será feita a análise. Variável primária: também conhecida como desfecho clínico (*clinical outcome*), mais freqüentemente é dicotômica e pode ser derivada de variáveis contínuas (por exemplo, pressão arterial), que são categorizadas a partir de um ponto de corte (valor geralmente fixado em consensos de especialistas), classificando-se os indivíduos em doentes (hipertensos) ou não.

d) Os dados individuais – os valores mensurados de cada variável, para cada indivíduo estudado – são essenciais para a análise, ainda que nem sempre sejam apresentados dessa maneira nos resultados.

Como é realizada a análise estatística?

A análise estatística pode ser realizada de duas formas: a) testando hipótese; b) estimando probabilidade. Esta última é realizada utilizando-se os intervalos de confiança. Ambas são complementares e jamais discordantes.

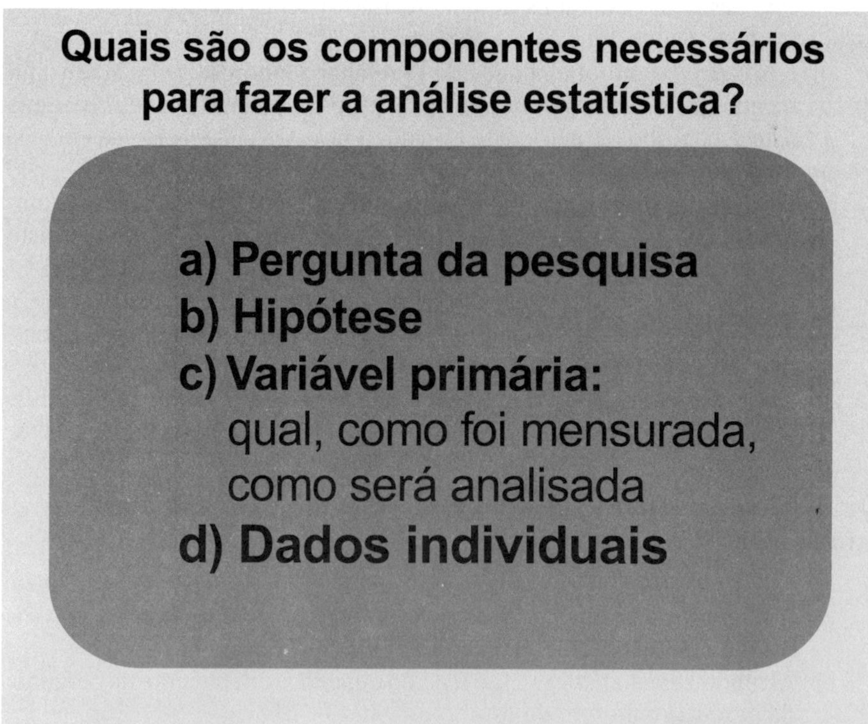

Fig. 4-3. Itens necessários para fazer a análise estatística.

A análise estatística, quando é testada a hipótese, é realizada em cinco etapas: a) definição das hipóteses estatísticas; b) determinação dos testes estatísticos; c) seleção do valor de α; d) determinação do valor crítico; e) realização dos cálculos.

a) *Definição das hipóteses estatísticas:* são determinadas pelo pesquisador, com base na pergunta da pesquisa e em seus conhecimentos prévios sobre o assunto, na forma de hipótese de nulidade (H_0) e hipótese alternativa (H_1).
b) *Determinação dos testes estatísticos:* será feita com base na pergunta da pesquisa, no tipo de estudo escolhido e nas variáveis de estudo.
c) *Seleção do valor de* α: é feita pelo pesquisador e geralmente o valor escolhido é 0,05 ou 5%, mas pode ser menor, se o pesquisador julgar adequado ser mais rigoroso. A escolha é feita com base no conhecimento prévio do problema estudado e nos riscos que a aceitação da hipótese alternativa pode implicar.
d) *Determinação do valor crítico:* é feita a partir do valor de α e do tipo de teste escolhido, que, por sua vez, depende do tipo de estudo.
e) *Realização dos cálculos:* em geral os cálculos são feitos por intermédio de fórmulas ou *softwares* estatísticos. Estes últimos são particularmente úteis quando existe grande quantidade de dados (grande número de variáveis, tamanho de amostra grande). Nesses casos, os dados devem ser inicialmente colhidos e armazenados em planilhas ou bancos de dados. De acordo com o teste estatístico escolhido, o resultado será um valor numérico, que recebe diferentes denominações, por exemplo: p ou z ou f. Uma das maneiras mais comuns de se expressar o resultado de um teste é o valor de p, que expressa a probabilidade de α, isto é, de rejeitar a hipótese de nulidade, quando esta é verdadeira.

Serão aqui citados os tipos básicos de análises mais freqüentemente utilizados em pesquisa clínica. As perguntas que a análise estatística procura responder são:

a) Existe diferença? É o tipo básico de análise, comparando grupos. Pode ser feito tanto para a variável primária como para todas as outras variáveis independentes. Quando se comparam grupos em relação a uma variável contínua, por exemplo: idade, altura, pressão arterial, podem ser usadas medidas de tendência central, como a média, nos chamados testes paramétricos, como a análise de variância. Quando a comparação envolve variáveis categóricas ou dicotômicas, usam-se testes de comparações de proporções, como o qui-quadrado.
b) Existe associação? (correlação). Este tipo de análise vai quantificar ou estabelecer o grau de associação entre variáveis (geralmente entre a variável primária ou desfecho e uma variável independente). As associações podem ser positivas, isto é, quanto maior o valor da variável independente, maior a proporção de desfechos positivos; ou negativas, isto é,

quanto maior o valor da variável independente, menor a proporção de desfechos positivos (Fig. 4-4). A correlação é expressa em coeficientes (Pearson, Spearman) cujos valores variam de zero (ausência total de correlação) à unidade (correlação total ou perfeita), podendo ser positivos ou negativos.

c) É possível fazer predições? (regressão). Este tipo de análise avalia se existe uma associação entre alguma variável (ou variáveis) independente e a variável primária ou dependente (desfecho), de maneira que seja possível prever o desfecho a partir da variável independente. Por exemplo, determina-se que existe associação positiva entre peso e estatura, isto é, quanto maior a estatura de uma pessoa, maior será seu peso. A partir daí, pode-se procurar uma equação de regressão que permita predizer o peso de uma pessoa, a partir do conhecimento de sua estatura. Evidentemente, a correlação não é perfeita e nem sempre funciona, principalmente quando usamos equações de correlação construídas para determinada população, por exemplo, de crianças norte-americanas para outra população, de constituição étnica distinta, como a de crianças brasileiras. Observando-se alguns cuidados, porém, equações de regressão podem ser usadas para fazer algumas esti-

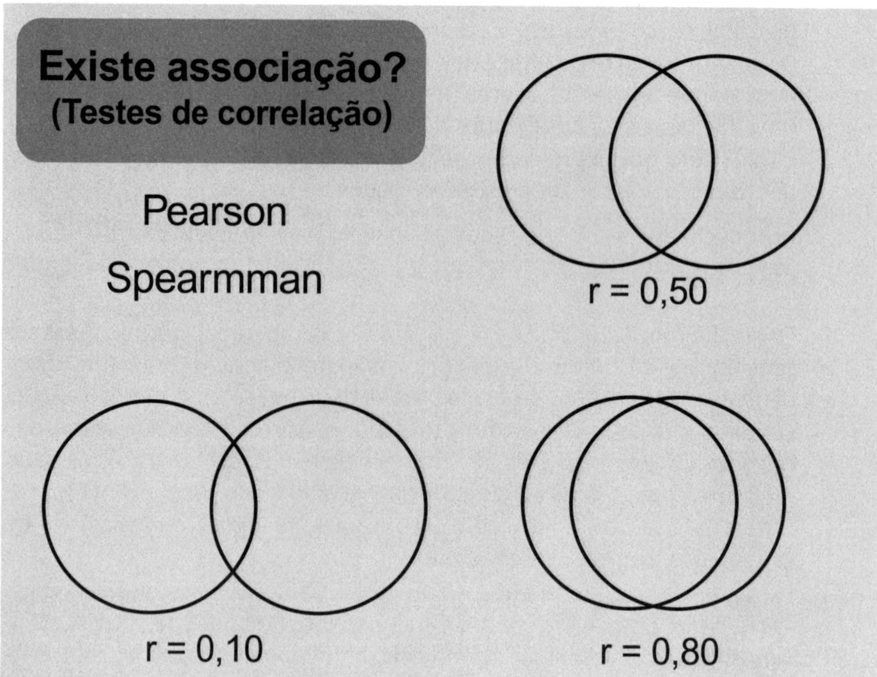

Fig. 4-4. Exemplos de correlações.

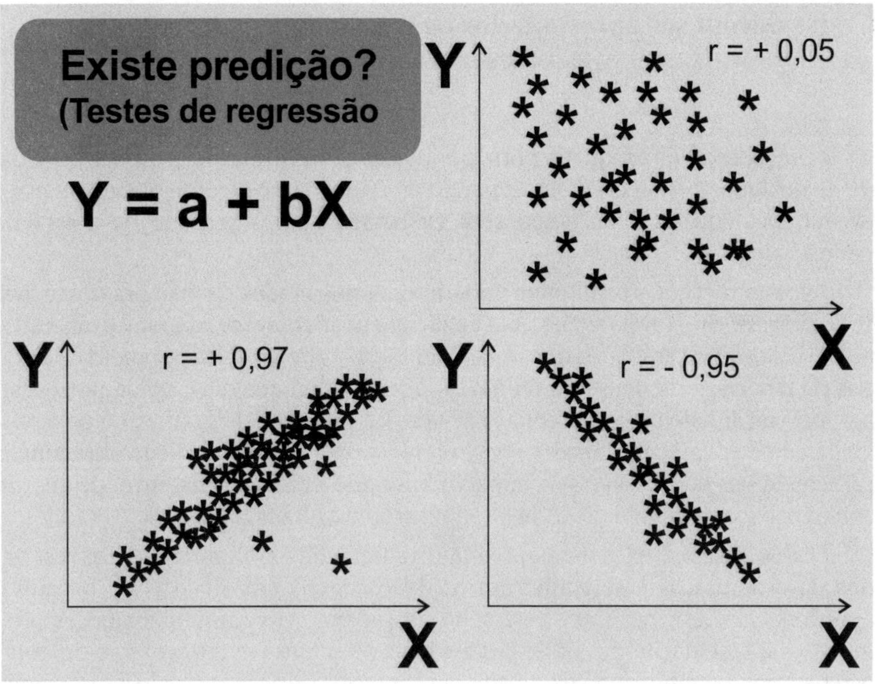

Fig. 4-5. Exemplos de regressão linear.

mativas de valor. A regressão pode levar em conta não apenas a relação entre uma única variável independente e o desfecho, mas pode considerar diversas variáveis independentes ao mesmo tempo, quando será chamada regressão múltipla. Uma variante da regressão múltipla é a regressão logística, que permite também a possibilidade de detectar e estimar a possibilidade de interação entre as variáveis independentes na sua capacidade de modificar o desfecho (Fig. 4-5).

d) Existe uma relação temporal? (análise de sobrevivência). Em alguns tipos de estudos comparando tipos de tratamento, particularmente para diferentes tipos de câncer, a comparação entre os grupos se faz por meio do tempo de sobrevida dos doentes, desde a aplicação de tratamento. A sobrevida pode representar o tempo decorrido entre o tratamento e a morte propriamente dita ou entre este e o reaparecimento ou reagudização da doença. Esse tipo de análise compara não somente o tempo de sobrevida de cada doente individual, mas a curva de sobrevida de cada grupo de doentes, de acordo com o tipo de tratamento a que foram submetidos. Considera-se que existe diferença entre as curvas (tipos de tratamento) quando estas não se cruzam ou sobrepõem.

Como devem ser apresentados os resultados?

"A essência da boa análise de dados é a comunicação efetiva dos achados clinicamente relevantes"
(Pocock, 1983)

Apresentação inadequada pode prejudicar a interpretação, porém a qualidade de qualquer pesquisa clínica depende principalmente de bom planejamento e execução adequada. Esta etapa será executada após a término da coleta de dados.

Apresentação. Os resultados podem ser apresentados de maneira descritiva, sem análises ou comparações, ou analítica, quando se comparam grupos, de acordo com suas características. A apresentação pode ser feita por meio de gráficos ou tabelas; a escolha será feita pelo pesquisador, que deve optar, por exemplo, pela facilidade de compreensão rápida, propiciada pelo gráfico, ou pela possibilidade de fornecer mais detalhes, oferecida pelas tabelas, de acordo com as características das variáveis, o impacto desejado e, inevitavelmente, de acordo com o espaço disponibilizado pela publicação escolhida.

Dados basais. É extremamente importante, para a compreensão dos resultados da pesquisa, que se conheçam os dados basais dos sujeitos de pesquisa, anteriores à intervenção que está sendo estudada. Isto não implica necessariamente a apresentação dos dados individuais ou um exagerado volume de informações. Por exemplo, em vez de apresentar todos os pesos ou valores de hematócrito dos grupos de tratamento e controle, antes e depois da intervenção, é suficiente que o pesquisador apresente as médias desses valores para cada grupo, preferencialmente acompanhadas de um indicador de variação (limites inferior e superior, intervalo de confiança de 95% ou desvio-padrão, por exemplo).

Resultados das variáveis estudadas. Aqui, novamente, nem sempre ou quase nunca será possível apresentar resultados individuais, porém será sempre preferível apresentar os resultados de maneira a facilitar sua compreensão e a visualização de sua ordem de grandeza. É possível expressar valores em porcentagem, deixando claro o tamanho (n) da amostra estudada; assim fica claro que 25% de resultados positivos numa amostra de quatro indivíduos representa apenas um resultado positivo em quatro.

Medidas de tendência central. As medidas de tendência central podem representar bem variáveis contínuas ou numéricas (peso, altura, pressão arterial), porém é preciso ter uma idéia de como é a distribuição de cada variável para escolher a medida mais adequada para representá-la. As variáveis que têm distribuição "normal", isto é, parecida com a conhecida curva de Gauss, podem ser representadas por uma média, que é provavelmente a medida de tendência central mais usada. Porém, quando a variável estudada não obedece a uma distribuição normal, provavelmente a média não é a medida mais adequada para representá-la. A escolha, neste caso, não é do pesquisador somente, mas deve ser feita após análises sobre a distribuição e heterogeneidade das variáveis. Novamente, com a importante ajuda de um estatístico.

Medidas de dispersão. São o valor mínimo e máximo, desvio-padrão, erro-padrão, intervalo de confiança, quartis. Cada um apresenta determinadas características dos dados analisados. Por regra, sempre que possível, devemos apresentar mais de uma medida de dispersão.

Valor exato de P ou intervalo de confiança de 95%?

Ponto estimado ou probabilidade (P). É o resultado do teste, a probabilidade de α. Preferencialmente deve-se apresentar o valor real (calculado) do P, em vez de dizer apenas que este foi maior ou menor que o valor crítico preestabelecido (5% ou outro valor escolhido).

Intervalo de confiança. É o intervalo de variação, dentro do qual pode estar o ponto estimado. Geralmente é calculado como IC 95%, ou intervalo de confiança de 95%, o que quer dizer que o ponto estimado, com 95% de confiança, estará entre aqueles valores. A apresentação do intervalo de confiança e sua representação gráfica auxiliam muito na compreensão dos resultados, pois permitem que o leitor visualize a variação a que os resultados estão sujeitos, o que não é possível apenas com a apresentação do ponto estimado.

É preferível apresentar sempre os dois. Utilizar o valor exato de P sem fazer arredondamentos ou simplificações. Colocar o valor real, independente de que tenha havido ou não significância estatística, e utilizar os intervalos de confiança de 95% (ou 99%, explicitar) para cada ponto estimado.

CONSIDERAÇÕES FINAIS

Ao ler este capítulo esperamos que o leitor tenha tido sucesso em: a) entender a relação entre a pergunta clínica e análise estatística; b) saber quem determina a análise estatística; c) listar e definir os componentes necessários para fazer a análise estatística; d) entender como é realizada a análise estatística; e) conhecer como devem ser apresentados os resultados; f) saber quando utilizar o valor exato de P e o intervalo de confiança de 95%.

A mensagem mais importante deste capítulo é que a pergunta da pesquisa deve ser utilizada para selecionar a análise estatística apropriada.

5

INSTÂNCIAS REGULATÓRIAS NACIONAIS

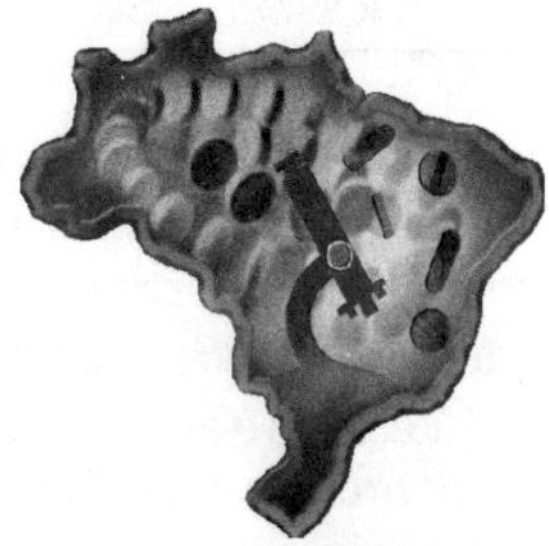

Greyce Lousana

No Brasil, quando idealizamos um estudo clínico, temos de estar atentos às questões que envolvem os processos legais. São várias as Instâncias Regulatórias envolvidas e as Resoluções e Portarias, que regulamentam as pesquisas clínicas, são inúmeras e bem abrangentes.

O Brasil pode ser equiparado a países de Primeiro Mundo quando percebemos legislações que vão ao encontro daquelas existentes em países pioneiros em conduzir estudos clínicos. É esta legislação, associada à competência dos pesquisadores e centros de pesquisa nacionais, que fazem do Brasil um país de destaque na América Latina.

Infelizmente, ainda ouvimos, por parte de uma minoria, que o Brasil é visto como um bom local para se desenvolver pesquisa clínica porque temos muitos sujeitos de pesquisa que se prestam a ser "cobaias", uma vez que os pesquisadores se encarregariam de utilizá-los inadvertidamente em benefício próprio. Em todos os setores, lamentavelmente, encontramos indivíduos que agem de forma inescrupulosa. Não podemos, no entanto, generalizar e inviabilizar a pesquisa clínica por essa parcela da população que atua inadequadamente. Há de se ter bom-senso para lidar com qualquer tema que envolva um ser humano.

Estaremos citando neste capítulo os principais órgãos envolvidos, bem como as legislações mais abrangentes. É importante salientar que muitos são os estudos clínicos patrocinados por entidades como a CAPES, FAPESP, CNPq e demais agências de fomento, que devem seguir a legislação que regulamenta os estudos envolvendo seres humanos, porém deverão seguir também normas específicas de cada uma das agências em questão.

Aqui serão citados alguns órgãos – Agência Nacional de Vigilância Sanitária (ANVISA), Comissão Nacional de Ética em Pesquisa (CONEP), Comitês de Ética em Pesquisa (CEP), entidades como CNPq, FAPESP, NIH e demais agências fomentadoras de pesquisa – que não são alvo de nossa discussão, uma vez que tais setores atuam em diversas outras áreas que não envolvem apenas a pesquisa em seres humanos. Deve estar claro, porém, que independente de quem financia o projeto, seja ele um projeto acadêmico, idealizado por uma instituição pública ou privada, com a participação de grupos internacionais ou não, todo estudo envolvendo um ser humano deverá seguir a normatização existente em nosso país que se aplique a este tema.

Referente às legislações, discutiremos aquelas mais citadas e que obrigatoriamente são seguidas, colocando como anexo outras legislações não tão citadas porém não menos importantes.

AGÊNCIA NACIONAL DE VIGILÂNCIA SANITÁRIA (ANVISA)

Criada pela Lei 9.782, de 26 de janeiro de 1999, é uma autarquia que incorpora competências da Secretaria de Vigilância Sanitária – SVS/MS, extinta legalmente a partir de 27 de abril de 1999, quando foi publicado o Regimento Interno da ANVISA, em 26 de abril de 1999 pela Resolução 01/99.

A Agência Nacional de Vigilância Sanitária, por finalidade institucional, terá de promover a proteção da saúde da população, por intermédio do controle sanitário da produção e da comercialização de produtos e serviços submetidos à vigilância sanitária, inclusive dos ambientes, dos processos, dos insumos e das tecnologias a eles relacionadas, bem como o controle de portos, aeroportos e de fronteiras. Entre demais ações, será de responsabilidade da Agência Nacional de Vigilância Sanitária coordenar o Sistema Nacional de Vigilância Sanitária, o Programa Nacional do Sangue e Hemoderivados e Programa Nacional de Prevenção e Controle de Infecções Hospitalares, pela monitorização de preços dos medicamentos, correlatos e serviços de saúde, bem como ser responsável por atribuições relativas à regulamentação, controle e fiscalização da produção e distribuição de cigarrilhas, cigarros e qualquer outro produto fumígeno, derivado ou não do tabaco.

Será de interesse especial da pesquisa clínica o previsto no Artigo 7, item II: "fomentar a realizar estudos e pesquisas no âmbito de suas atribuições". A ANVISA terá uma Diretoria Colegiada composta por até cinco membros e verifica-se que uma das diretorias, a de Medicamentos, possui gerência especificamente voltada para pesquisa clínica, a GEPEC (Gerência de Pesquisa e Ensaios Clínicos).

Dessa forma haverá um fluxo a ser seguido que envolverá alguns diferentes setores da ANVISA, uma vez que será necessário o aval da GEPEC para realização de estudos clínicos e de demais setores quando, por exemplo, do registro de novas drogas ou de mecanismos para liberação de produtos no setor de portos, aeroportos e fronteiras.

Foi publicada pela ANVISA a Portaria 911/98, que dispõe sobre a documentação necessária para pedidos de autorização de Pesquisa Clínica com Fármacos, Vacinas e Testes Diagnósticos Novos. Tal Portaria cita todos os documentos que devem seguir juntamente com o Protocolo de Pesquisa Clínica. Uma questão sempre levantada entre os profissionais de pesquisa clínica, é aquela que trata da possibilidade de se enviar à ANVISA, nos projetos multicêntricos, a documentação referente ao primeiro dos vários centros envolvidos, que tenha obtido aprovação da Comissão Nacional de Ética em Pesquisa, solicitando sua aprovação com seu respectivo Comunicado Especial (CE) e sua liberação de Licença de Importação, quando couber.

Em tais casos, a Agência cobrará uma taxa única, que em 2002 é de R$10.000,00 a qual, durante um período de seis meses, será suficiente para que demais centros sejam incluídos, beneficiando-se do mesmo pagamento. Esse processo facilita ações enquanto outros centros envolvidos no mesmo projeto têm seus processos tramitando entre o CEP e a CONEP.

Algumas considerações sobre a Agência serão levantadas, uma vez que discutidas em vários encontros de profissionais que conduzem estudos clínicos:

1. A liberação de autorização de embarque de material biológico pelos diferentes aeroportos do país, muitas vezes enfrenta uma série de dificuldades que comprometem e, em alguns casos, até inviabilizam a pesquisa clínica que necessita de envio de amostras biológicas para o exterior. Este é o caso de vários estudos multicêntricos que possuem laboratórios centrais localizados fora do país.
2. Ao se conduzir um estudo clínico, muitas vezes são necessários *kits* laboratoriais ou demais insumos que vêm de outros países. Também a entrada de tais produtos enfrenta dificuldades nos portos, aeroportos e fronteiras.
3. O recebimento das medicações utilizadas nos estudos clínicos também passa pelas mesmas dificuldades, eventualmente ficando presas no sistema alfandegário por períodos que acabam acarretando prejuízo aos sujeitos de pesquisa, alocados nos estudos.
4. O Sistema Integrado de Comércio Exterior (SISCOMEX) não soluciona todas as questões referentes a importação e exportação, sendo necessária uma maior discussão sobre o tema.

COMISSÃO NACIONAL DE ÉTICA EM PESQUISA (CONEP)

A Comissão Nacional de Ética em Pesquisa (CONEP) é uma comissão assessora do Conselho Nacional de Saúde – CNS, criada pela Resolução 196 de 10 de outubro de 1996, do Ministério da Saúde e com constituição designada pela Resolução 246/97, com a função de implementar as normas e diretrizes regulamentadoras de pesquisas envolvendo seres humanos. Tem função consultiva, deliberativa, normativa e educativa, atuando conjuntamente com uma rede de Comitês de Ética em Pesquisa (CEP), organizados em diferentes instituições e outras instâncias.

A publicação da Resolução 196/96 foi, sem dúvida, um grande avanço para que o Brasil se firmasse nos cenários nacional e internacional da pesquisa clínica. O país já possuía legislação que tratava da questão (Resolução 1/88 do Ministério da Saúde), porém por motivos desconhecidas esta se fazia pouco aplicável no meio científico. A própria extinta Secretaria de Vigilância Sanitária já possuía legislação que tratava do tema pesquisa clínica, porém não de forma voltada exclusivamente às questões envolvendo a ética dos projetos.

Dessa forma, a Resolução 196/96 foi sem dúvida um marco na história da pesquisa clínica, contribuindo para que tivéssemos uma normatização ajustada aos padrões internacionais.

COMITÊS DE ÉTICA EM PESQUISA (CEP)

Até a publicação da Resolução 196/96 o Brasil possuía menos de cinco Comitês de Ética em Pesquisa no país. Após tal Resolução, o país passou a contar com um número superior a 300 Comitês e que continua crescendo, uma vez que novas solicitações de registro continuam chegando à CONEP.

Segundo a Resolução 196/96, artigo VIII.4 – Atribuições da CONEP, parágrafo "a", é atribuição da CONEP estimular a criação de CEPs institucionais e de outras instâncias, bem como registrá-los, de acordo com o citado no parágrafo "b".

Ainda na Resolução 196/96, artigo VII.1, as instituições, nas quais se realizem pesquisas envolvendo seres humanos, deverão constituir um ou mais de um Comitê de Ética em Pesquisa, conforme suas necessidades.

Ao CEP deve-se a incumbência de analisar os projetos encaminhados de acordo com o previsto no artigo VI; VI.1 e VI.2 da Resolução 196/96. Ao receber um projeto para análise, e baseado em seu regimento interno, que definirá, entre outras ações, o fluxo do projeto dentro do Comitê, o CEP deverá emitir um parecer em período máximo de 30 dias. Um conceito muito importante é a do parecer consubstanciado. Este conceito gera discussões e dúvidas em alguns Comitês. Na realidade, todos os projetos devem ser julgados na medida em que os relatores se baseiem em critérios que sigam, na realidade, o previsto no artigo VI.2; VI.3; VI.4 e VI.5 da Resolução 196/96. Uma vez que todos os 23 itens sejam analisados, será possível preparar um parecer consubstanciado, que nada mais é do que responder todos os 23 itens, de forma que, ao final, possa ser ou não favorável ao projeto. É evidente que, por vezes, pode-se levantar questionamentos que deverão ser encaminhados ao pesquisador principal como pendências, que deverão ser retornadas ao CEP em prazo máximo de 60 dias, após o que se considerará o projeto como retirado do CEP.

Outra peculiaridade da Resolução 196/96 que deve ser frisada são as chamadas áreas temáticas, em um total de oito chegando a nove, ao considerarmos qualquer projeto que, a critério do CEP, deva ser analisado pela CONEP. É importante a compreensão do que significa o termo área temática especial e suas conseqüências diretas e práticas na rotina dos pesquisadores e relatores.

Ao encaminhar um projeto para análise de um CEP, o pesquisador, além do encaminhamento de todos os itens já citados anteriormente, deverá preencher uma "Folha de Rosto Para Pesquisa Envolvendo Seres Humanos" do Ministério da Saúde/Conselho Nacional de Saúde/Comissão Nacional de Ética em Pesquisa, disponibilizada no *site* do Ministério da Saúde (CONEP) e em demais páginas de tantos outros Comitês de Ética em Pesquisa.

Com o preenchimento dessa Folha de Rosto, o pesquisador estará gerando informações que alimentarão um banco de dados da Comissão Nacional de Ética em Pesquisa. O preenchimento correto será verificado pelo CEP, que deverá orientar o pesquisador, caso algum campo não tenha sido corretamente completado. Nela, além de dados básicos do projeto, é necessária a assinatura do pesquisador, bem como de um responsável pela instituição na qual o estudo será conduzido. Aqui cabe uma ressalva: somente uma assinatura não é significativa. O que se espera, ao se obter a assinatura de um responsável pela instituição, é que este saiba de fato todas as responsabilidades que estão sendo assumidas.

Uma vez preenchida a Folha de Rosto e elaborado todo o dossiê que compõe um estudo clínico, o pesquisador dará entrada no CEP e deverá manter uma carta protocolada de recebimento do projeto pelo Comitê, no arquivo do investigador, além de enviar uma cópia ao patrocinador, quando houver.

No Comitê, um fluxo deverá ocorrer de acordo com o Regimento Interno previamente aprovado por todo CEP, além de se cumprir, após análise e eventual parecer favorável, o seguinte fluxo, determinado pela CONEP.

Fluxograma para Pesquisas Envolvendo Seres Humanos após Análise do Comitê de Ética em Pesquisa (CEP)

Explicação para o Fluxograma

Os projetos envolvendo seres humanos serão divididos em três grupos (I, II e III) de acordo com seu conteúdo. Baseado no plano do projeto, o Comitê de Ética deverá fazer a classificação devida e, dependendo do Grupo, poderá haver ou não uma Resolução específica. De acordo com a existência ou não de Resoluções específicas, o CEP seguirá os fluxos determinados. É fundamental frisar que a Resolução 196/96 norteará todos os estudos envolvendo seres humanos.

Algumas considerações devem ser feitas sobre o fluxograma citado. Eventualmente alguns estudos poderão pertencer a mais de uma área temática especial ao mesmo tempo. Exemplo: um projeto que envolva novos fármacos (área temática 3), não devendo portanto ser submetido à CONEP para análise pois, a Resolução 251/97 assim define, poderá ter colaboração estrangeira (área temática 8). Neste caso temos a Resolução 292/99 que determina a análise da CONEP após submissão do projeto ao CEP, salientando que tal projeto não deverá ser iniciado antes da aprovação da CONEP.

Aqui percebemos na prática que eventualmente algumas situações não muito bem estabelecidas contribuem para um aumento significativo de tempo na tramitação dos projetos entre CEP, CONEP e Centro de Pesquisa.

Recebimento do projeto pelo CEP para análise (todos os itens do artigo VI da Resolução 196/6)

GRUPO I
Áreas temáticas especiais
(Artigo VIII.4-c (1-9) da Resolução 196/96, exceto letra c que possui Resolução específica denominada 251/97)

GRUPO II
Área temática especial
(Artigo VIII.4-c (item 3) da Resolução 196/96, Resolução específica denominada 251/97)

GRUPO III
Todos os outros que não se enquadrem em áreas temáticas especiais

→ *Enviar para CONEP após apreciação pelo CEP para análise e posterior aprovação:
- Protocolo
- Folha de Rosto
- Parecer consubstanciado do CEP

→ Enviar para CONEP após apreciação do CEP somente para conhecimento e acompanhamento:
- Protocolo
- Folha de Rosto
- Parecer consubstanciado do CEP

→ Enviar para CONEP trimestralmente após apreciação do CEP somente para conhecimento e acompanhamento:
- Relatório trimestral de todos os projetos analisados durante este período com as devidas Folhas de Rosto

**Projetos do Grupo I não devem ser iniciados antes da aprovação da CONEP*

De fato, após o CEP ter analisado o projeto, este deverá ser encaminhado à CONEP, quando couber. No entanto, por falta de estrutura dos Comitês ou por outros motivos, o CEP solicita ao pesquisador que submeta o projeto à CONEP. Tal prática não está incorreta de acordo com a própria CONEP, porém muitas são as vezes em que nem CEP nem pesquisador enviam o projeto. Ainda temos outra via de envio, que seria o patrocinador. Seja o projeto enviado pelo pesquisador, seja pelo Patrocinador, o Comitê de Ética perde o controle do que já foi enviado, pois raramente patrocinador ou pesquisador comunicam o número do protocolo de recebimento do projeto na CONEP. Dessa forma perde-se o controle da fase em que se encontra a tramitação do projeto.

Ainda temos de ressaltar que os projetos referentes às áreas temáticas 3 e 8 devem ser autorizados pela Agência Nacional de Vigilância Sanitária (ANVISA) a fim de que sejam liberados Comunicado Especial (CE) e Licença de Importação.

Por ter a ANVISA publicado a Portaria 911/98, que define uma relação de documentos que devem ser encaminhados à Agência, também verifica-se um fluxo por vezes pouco confuso, uma vez que em alguns casos (áreas temáticas especiais 3 e 8), o próprio pesquisador ou patrocinador pode encaminhar o projeto e em outros a CONEP, após aprovação do Protocolo, encaminha-o pessoalmente à ANVISA. Mais uma vez, em muitas situações verifica-se duplicidade de envio, o que gera mais papel e não proporcional agilidade.

Devido às situações citadas, caberá ao pesquisador principal estar atento desde o início do estudo, para que todos os processos referentes às instâncias regulatórias estejam absolutamente definidos, não havendo dessa forma nenhum equívoco que possa gerar demora excessiva, ou seja, superior aos 30 dias de análise do CEP e mais 60 da CONEP para que um projeto seja julgado. É evidente que 90 dias é o prazo estabelecido para análise do projeto, não havendo obrigatoriedade de ele ser aprovado em igual período. Eventualmente, tanto CEP quanto CONEP poderão deixar algumas pendências e, neste caso, caberá ao pesquisador e equipe a agilidade para gerar as respostas necessárias, em tempo suficientemente rápido, para que não se prolongue em demasia os prazos previstos.

Mais uma vez, caberá ao pesquisador esclarecer ao patrocinador quais são os reais prazos para toda a tramitação regulatória, prevendo, inclusive, eventuais pendências e demais complicadores.

Uma vez que todos esses trâmites tenham ocorrido, nos casos em que seja necessário o envio do projeto para a CONEP, caberá ao CEP fazê-lo e ao pesquisador não iniciar o estudo sem o recebimento da aprovação da Comissão Nacional de Ética em Pesquisa.

Outra atribuição do CEP é o acompanhamento dos projetos por ele analisados, enquanto estes não tiverem sido encerrados. O acompanhamento será feito por relatórios periódicos, segundo a Resolução 196/96, anuais e, no caso de projetos que envolvam a área temática 3 (fármacos, medicamentos, vacinas e testes diagnósticos novos ou não registrados no país, ou quando a pesquisa for referente a seu uso com modalidades, indicações, doses ou vias de administração diferentes daquelas estabelecidas, incluindo seu emprego em combinações), relatórios de acordo com o solicitado pelo CEP ou, no mínimo, semestral.

O acompanhamento do projeto talvez seja ainda mais importante que a própria análise inicial. Isto é dito porque, à medida que um estudo vai sendo conduzido, resultados prévios podem culminar com o seu encerramento, nos casos em que se verifique risco em potencial aos pacientes alocados. Por isso o acompanhamento pelo CEP, não apenas por relatórios, mas por visitas, que poderão ser agendadas entre membros do Comitê e membros do Centro de Pesquisa, será sempre bem visto e poderá minimizar qualquer possível risco que possa ocorrer. Cabe ressaltar que, à medida que um CEP recebe relatórios de um estudo que necessitou análise da CONEP, esta deverá ser notificada de cada relatório enviado.

No Brasil, os estudos clínicos ainda são considerados recentes e certamente as instâncias regulatórias nacionais estão buscando um melhor acompanhamento e entrosamento com o processo de condução de um protocolo de pesquisa clínica como um todo, de forma que, questões como os fluxos operacionais e a própria legislação, poderão ser revistas e atualizadas dentro dos próximos anos.

Não menos importante, deve ser a preocupação dos órgãos governamentais em discutir a implantação de auditorias em Centros de Pesquisa e Comitês de Ética em Pesquisa.

6

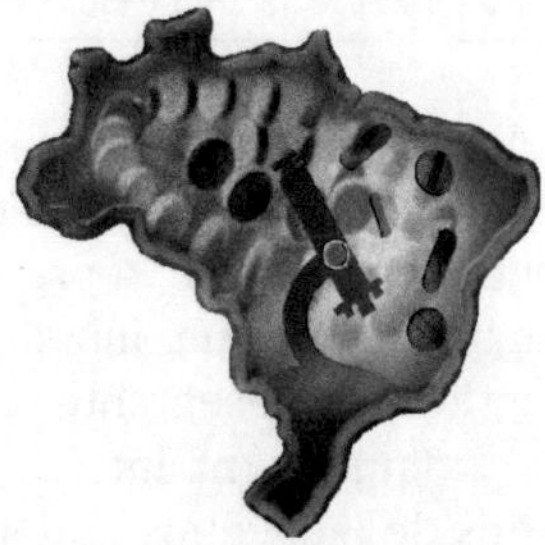

TERMO DE CONSENTIMENTO LIVRE E ESCLARECIDO

Conceição Accetturi
Greyce Lousana

Neste primeiro momento, a idéia é interpretar o que está definido como Termo de Consentimento Livre e Esclarecido (TCLE) segundo a Resolução 196/96/CNS/MS. Seguiremos cada etapa do que está publicado no artigo IV da Resolução. Talvez se torne um pouco cansativo, porém, por se tratar de questão tão importante quando se quer conduzir um estudo clínico, entendemos ser fundamental que todos os envolvidos em uma pesquisa clínica tenham o máximo conhecimento sobre o assunto.

Na história, o TCLE passou a ser obrigatório desde 1947, quando determinado pelo Código de Nüremberg. As atrocidades cometidas durante a Segunda Guerra Mundial levantaram questionamentos sobre o tratamento dado aos prisioneiros de guerra e culminaram com a determinação de que nenhum experimento poderia ser feito sem que houvesse um consentimento voluntário, por parte do sujeito nele envolvido.

A Resolução 196/96, artigo IV, em sua introdução, diz: "o respeito devido à dignidade humana exige que toda pesquisa se processe após consentimento livre e esclarecido dos sujeitos, indivíduos ou grupos que, por si e/ou por seus representantes legais, manifestem a sua anuência à participação na pesquisa".

Nessa introdução se observa o termo **sujeito** que por vezes é mal interpretado. A definição de sujeito não deve ser feita de forma pejorativa, mas sim de forma objetiva e sob prisma voltado para o sentido gramatical que se dá ao termo. Sujeito é aquele indivíduo que sofre a ação. É um homem, indivíduo ou pessoa. Não há razão para devaneios filosóficos e sem destinação prática para interpretarmos o termo sujeito de pesquisa de forma distinta daquela que está referida na Resolução. Ou seja, sujeito de pesquisa é o indivíduo que poderá ou não participar de um estudo clínico, após, evidentemente, ter sido esclarecido sobre o mesmo.

Ainda na introdução verificamos o termo **representante legal**. É bom ressaltar que, no Brasil, só se considera legalmente capaz de assumir integralmente todos os dispositivos da legislação brasileira, aquele que tiver idade igual ou superior a 21 anos. Dessa forma, todo indivíduo com idade inferior a 21 anos deverá ser legalmente representado. Ainda sob o enfoque legal, nos casos de indivíduos incapazes de decidir sua participação ou não em um estudo, por quaisquer motivos, o representante legal será aquele que possuir documentação expedida por um juiz de direito e não simplesmente qualquer indivíduo que se intitule representante.

Também na introdução, será importante perceber que indivíduos ou **grupos** de indivíduos poderão participar de um estudo. Por exemplo, quando falamos de um estudo a ser realizado em uma tribo indígena, temos de esclarecer o indivíduo e também aquele que, por determinação cultural, seja responsável pelo grupo.

No artigo IV.1, que possui nove itens, temos a descrição dos aspectos a serem explicitados em um TCLE. Verificamos: "Exige-se que o esclarecimento dos sujeitos se faça em **linguagem acessível**...". Muitas vezes fica difícil definir o significado de linguagem acessível. As populações estudadas podem variar entre estados, cidades e principalmente países, nos casos de estudos multicêntricos internacionais. É por isso que cada centro de pesquisa deverá elaborar seu próprio TCLE. É evidente que, se estamos conduzindo um estudo multicêntrico, quer seja nacional ou multinacional, devemos ter um **modelo** para servir como base, a fim de não haver discrepâncias na elaboração do documento. Espera-se que cada centro analise o TCLE e adapte-o à sua realidade sem, contudo, deixar de explicitar cada um dos tópicos obrigatórios segundo nossa legislação. Uma boa forma de avaliar se o TCLE será compreendido por todos os sujeitos de pesquisa é, após sua confecção, solicitar que várias pessoas não envolvidas com o estudo, portanto leigas no assunto, leiam o TCLE e sejam capazes de explicar o que entenderam. Caso elas não tenham compreendido corretamente ou tenham compreendido mal, é fundamental que se reescreva o documento. Lembre-se: "Uma das principais avaliações sob o aspecto ético de uma pesquisa envolvendo seres humanos é se, de fato, todos os seus participantes foram esclarecidos ou somente assinaram um papel sem saber o que o mesmo continha".

No item **a** do artigo IV.1, os aspectos citados como sendo obrigatórios são "a justificativa, os objetivos e os procedimentos que serão utilizados na pesquisa". Quando se elabora um projeto científico é impossível fazê-lo sem que tais itens estejam absolutamente claros. Não é possível se justificar a realização de um estudo sem que ele se fundamente em referências inquestionáveis. Como o sujeito de pesquisa pode desconhecer todos os argumentos científicos para o projeto, será primordial que no termo se esclareça o porquê de se realizar aquele experimento. Logo, justificar o estudo é fundamental.

Na grande maioria dos casos, o sujeito de pesquisa desconhece metodologia científica. Logo, será dever do pesquisador definir de forma clara quais são os objetivos do estudo. Defini-los como primários ou secundários, pode não ser compreensível ao sujeito; no entanto, da forma mais explícita, será necessário deixar claro quais serão todos os objetivos ao longo do estudo. Lembrar sempre que, caso tais objetivos sejam modificados ao longo do projeto, deverá ser providenciado novo termo, que fará parte de uma emenda no estudo.

Um termo considerado muito importante, ainda citado neste item, é o **procedimento**. É direito do sujeito e dever do pesquisador não deixar nenhuma dúvida sobre todos os procedimentos previstos ao longo do estudo. Contar em detalhes, auxilia na decisão do indivíduo em participar ou não do projeto. Por vezes, procedimentos muito invasivos ou que requeiram um tempo muito expressivo do indivíduo, se não estiverem claros desde o início, podem gerar desconforto quanto à confiança depositada no pesquisador.

No item **b**, do artigo IV.1, os aspectos considerados são "os desconfortos e riscos possíveis e os benefícios esperados". Em **desconfortos**, entende-se prever qualquer situação que poderá gerar mal-estar ao sujeito. Já citado no parágrafo anterior, ao se explicitarem quais serão os procedimentos do estudo, poderão ser esclarecidos os eventuais desconfortos. É importante fazer referência a todos os possíveis desconfortos esperados.

Falar sobre riscos possíveis será mais um exercício para o pesquisador. Mesmo aquele que possua uma probabilidade muito pequena de ocorrer deverá ser citado como um risco possível. O pesquisador, que é conhecedor de todos os objetivos do estudo, bem como de toda sua metodologia, terá condições de calcular todos os eventuais riscos. Em seguida verificamos o termo benefícios esperados. Se estamos frente a um novo estudo, definir todos os prováveis benefícios não será tarefa simples. Afinal, o estudo não foi concluído. Aqui, vale ressaltar, não se pode conceber um TCLE com supostos benefícios esperados sendo citados de forma fantasiosa, dando ao indivíduo falsa sensação de que, ao participar daquele projeto, ele será amplamente beneficiado. Mais uma vez caberá ao pesquisador ser absolutamente honesto quanto aos prováveis benefícios, quer sejam diretos ou indiretos.

Referente aos termos riscos e benefícios, a própria Resolução 196/96 prevê, em um artigo específico, maiores detalhes. Vale conferir antes de se confeccionar o TCLE.

No item **c**, o aspecto considerado é quanto aos "métodos alternativos existentes". Na grande maioria dos estudos, você poderá já ter conhecimento de métodos alternativos para o tratamento. Dessa forma, é direito do sujeito de pesquisa conhecer tais alternativas, antes de sua decisão por participar ou não do projeto. O pesquisador deve ser claro quanto às formas já conhecidas e habitualmente utilizadas nos casos específicos a cada estudo. Embora pareça um grande trabalho, o pesquisador perceberá que, se escrito com uma linguagem clara e sem tendenciosidade, o sujeito de pesquisa se sentirá confortável e confiante nos estudo em que ele perceber que todas as possibilidades de tratamento são descritas com clareza.

No item **d**, o aspecto mencionado está relacionado "a forma de acompanhamento e assistência, assim como seus responsáveis". Muitos são os estudos conduzidos em instituições públicas e, nesses casos, o estabelecido pela rotina de um projeto nem sempre corresponde à rotina do serviço. O número de visitas necessárias, a necessidade ou não de internação, o fluxo estabelecido pelo pessoal de atendimento (horários; dias da semana), são itens que devem constar para que o sujeito da pesquisa possa avaliar se será possível ou não comparecer a todas as visitas planejadas, sem prejuízo significativo em suas atividades. Quanto aos responsáveis pelo estudo, a identificação da equipe, bem como a forma de contato com eles, é indispensável, principalmente para os casos de urgência, na qual o sujeito tenha a necessidade de contato com o responsável fora dos horários previstos para atendimento.

No item **e**, o aspecto referido é "a garantia de esclarecimentos, antes e durante o curso da pesquisa, sobre a metodologia, informando a possibilidade de inclusão em grupo controle ou placebo". Este item chega a ser repetitivo, se analisarmos cuidadosamente o item **a**, que fala da necessidade de se ter os aspectos sobre a justificativa, objetivos e procedimentos. Se o pesquisador tiver deixado totalmente claro tais aspectos no item **a**, a novidade aqui é que se prevê explicitamente que o sujeito deverá ser informado **antes** e **durante** o curso da pesquisa sobre todos os procedimentos do estudo. Vale reforçar a idéia de **emenda** ao projeto diante de qualquer alteração. Ainda verificamos uma nova palavra, **placebo**. Às vezes, o pesquisador fica em dúvida se deve ou não comunicar a possibilidade do sujeito de pesquisa ser aleatorizado para o grupo placebo. É **obrigatório** que se dê tal esclarecimento sempre que houver a possibilidade. Aliás, o pesquisador deve ter sempre em mente um único conceito, que será suficiente para se escrever todo o TCLE: a total honestidade, seguida de um profundo bom senso, para que tal honestidade seja passada ao sujeito de forma compreensível, clara, direta e objetiva. Ao se adotar tal atitude, certamente o pesquisador estará seguindo, ainda que indiretamente, o previsto pela legislação.

No item **f**, o aspecto referido é "a liberdade do sujeito se recusar a participar ou retirar seu consentimento, em qualquer fase da pesquisa, sem penalização alguma e sem prejuízo ao seu cuidado". Esta é uma parte bastante interessante sob o ponto de vista específico do sujeito de pesquisa. Não basta apenas escrever que o indivíduo poderá sair do estudo a qualquer momento e que seu tratamento será garantido pelo pesquisador ou pela instituição. É condição básica, que o pesquisador pense em como a figura do médico, em determinadas condições, principalmente na doença, faz com que os sujeitos de pesquisa se sintam intimidados e muitas vezes até inferiorizados diante dele. Por vezes o indivíduo assina o TCLE por acreditar não haver outra possibilidade. "Afinal, se o médico disse que existe um estudo e está fazendo um convite, como recusar? Será que com a recusa eu não vou sofrer alguma retaliação? Será que se eu desistir no meio do caminho eu continuarei a ser tratado realmente?" É primordial que o médico e toda sua equipe tenham bem claras essas possibilidades para evitar constrangimentos desnecessários.

No item **g**, "a garantia do sigilo, que assegure a privacidade dos sujeitos quanto aos dados confidenciais envolvidos na pesquisa", é abordada. Na verdade, independente de um paciente participar ou não de um projeto, todas as informações por ele geradas são de sua propriedade. Logo, aqui só temos reforçada a obrigação que qualquer profissional de saúde tem o dever de saber e praticar. De qualquer forma, as boas práticas clínicas determinam que os sujeitos de pesquisa sejam identificados apenas por suas iniciais e/ou números específicos, que são gerados à medida que o indivíduo entra no estudo. É importante, de qualquer forma, deixar claro para o sujeito de pesquisa que nenhuma pessoa não autorizada ao estudo terá acesso às informações obtidas. Ainda vale lembrar, que é importante para a segurança de todo o grupo, treinar bem a equipe do centro, alertando para que nenhuma informação seja passada via telefone, mesmo quando solicitada por autoridades. Informações só podem ser dadas com a permissão do sujeito de pesquisa e diante de solicitação documentada oficialmente.

Os itens **h** e **i** se complementam e devem ser bem compreendidos, uma vez que podem gerar questionamentos por parte tanto do Comitê de Ética em Pesquisa quanto do próprio sujeito de pesquisa. Esse item fala "das formas de ressarcimento das despesas decorrentes da participação na pesquisa"; e "as formas de indenização diante de eventuais danos decorrentes da pesquisa".

A definição correta dos termos "ressarcir", "indenizar" e "remunerar" deve estar absolutamente clara para não gerar equívocos ao longo do projeto.

Segundo a regulamentação nacional, não é permitido remunerar nenhum sujeito de pesquisa, ou seja, **é vedada qualquer forma de pagamento**. Por outro lado, fala-se em ressarcir por despesas decorrentes da participação em pesquisas e indenizar diante de eventuais danos decorrentes dela. Qual seria a diferença real entre ressarcir e remunerar? A resposta mais prontamente citada é: a diferença é que uma é coerciva e a outra apenas justa, retornando aos sujeitos de pesquisa o valor gasto com condução e alimentação, por exemplo. O que precisamos definir é qual valor seria razoável para que se justificasse um ressarcimento sem se caracterizar remuneração. Este tema ainda é complexo e discutido continuamente.

Quando analisamos o artigo IV.2, verificamos que ele possui quatro itens sobre os requisitos necessários para o TCLE. No primeiro item o requisito é de que o TCLE deva "ser elaborado pelo pesquisador responsável...". Fica mais uma vez claro que, cumpridos todos os aspectos do artigo IV.1, será responsabilidade do pesquisador elaborar o TCLE de acordo com a população de seu centro. Já foi citado que, nos casos de estudos multicêntricos, poderá haver um modelo a ser seguido para servir de guia, uma vez que vários serão os centros a conduzirem o mesmo estudo. No entanto, será fundamental que cada pesquisador adapte o termo a ser aplicado em seu centro.

No item **b**, o requisito citado é de que o termo tem de "ser aprovado pelo CEP que referenda a investigação". Temos verificado alguns problemas práticos e sérios relativos a esse item. Nas grandes instituições acadêmicas, já consagradas pela condução de estudos em diversas áreas, os Comitês de Ética em Pesquisa organizaram-se logo após a publicação da Resolução 196/96 CNS/MS. Alguns com maiores, outros com menores dificuldades, porém, se organizaram. Tendo em vista que alguns estudos são também conduzidos em outros locais, que não instituições acadêmicas, como aprovar os estudos por eles conduzidos? Segundo a Resolução, é permitido solicitar a um CEP de outra instituição que o projeto de diferentes locais possam ser analisados. O que se observa, em geral, é que dificilmente um CEP, não ligado ao centro no qual o estudo será desenvolvido, assumirá a responsabilidade da análise, uma vez que, ao aprovar um projeto, o CEP torna-se co-responsável por ele, devendo segui-lo criteriosamente. Aqui, surge um questionamento: será que ao se ter um projeto, mas não se tendo um CEP, não estariam sendo criados Comitês exclusivos em determinados locais, somente para que alguns projetos pudessem ser aprovados?

Esta é uma questão muito delicada. A CONEP credencia os Comitês desde que se encaminhem documentos preestabelecidos pela Resolução 196/96. Qual é o preparo real de cada um dos Comitês já constituídos no país? Será que todos os relatores de todos os comitês estão preparados para analisar todos os projetos que chegam até eles? Quantos serão os Comitês constituídos exclusivamente para analisar os projetos de pesquisadores que, sem ter outra opção, constituem comitês para terem basicamente seus projetos aprovados?

Ainda temos algumas questões a serem resolvidas. É razoável pensarmos que uma Resolução com poucos anos ainda esteja passando por adaptações e esperamos que ela possa ser constantemente discutida e revisada, até que se atinja maior sintonia entre órgãos governamentais e todos os envolvidos no processo de pesquisa clínica. Temos a certeza de que será fundamental que as discussões ocorram entre as partes interessadas de forma profissional, sem autoritarismo, sem paternalismo, como se os envolvidos com a condução de estudos fossem desprovidos de capacidade para raciocinar e discernir sobre o tema. As discussões devem continuar ocorrendo, porém esperamos que sempre de maneira ética e não demagógica e filosoficamente pouco aplicável.

No item **c**, temos uma questão que é bem clara. Todo sujeito de pesquisa deverá assinar ou ter sua impressão dactiloscópica em um TCLE. Vale ressaltar que a assinatura é importante, porém o fundamental é o seu processo de obtenção. Será obrigatório o pensamento permanente, por parte do pesquisador principal e de toda sua equipe, que a forma como o TCLE é obtido deverá ser preestabelecida e constantemente discutida, a fim de que se certifique que todos os sujeitos de pesquisa não só tenham assinado o TCLE, mas de fato tenham entendido seu total conteúdo.

No item **d**, a Resolução solicita que o TCLE seja elaborado em duas vias: uma para o sujeito de pesquisa e outra que deverá ser mantida no Centro de estudo. Vale lembrar que a via que fica com o sujeito de pesquisa deverá ser igualmente assinada como aquela que é mantida no Centro.

No artigo **IV.3** temos algumas ressalvas que devem ser seguidas nos casos em que se verifique qualquer restrição à liberdade ou ao esclarecimento necessários para o adequado consentimento do sujeito de pesquisa. Fala-se em um representante legal tendo de responder pelo sujeito de pesquisa, nos casos em que ele seja criança e adolescente, portadores de perturbação mental e sujeitos em situação de substancial diminuição em sua capacidade de consentimento, sem suspender, no entanto, o direito de informação do indivíduo, no limite de sua capacidade.

Já citamos anteriormente que no Brasil, juridicamente, um indivíduo para ser considerado representante legal deverá ter um documento comprovando tal situação.

São várias as situações que devem ser levadas em consideração nos casos relacionados acima. Mais uma vez o pesquisador principal e sua equipe devem estar bem esclarecidos sobre o tema e também devem informar no protocolo enviado ao CEP, se haverá a possibilidade ou não de inclusão de indivíduos em tais condições e, em havendo, o que será feito.

No mesmo artigo, item **b**, existe a preocupação com indivíduos que, embora "adultos e capazes, estejam expostos a condicionamentos específicos ou à influência de autoridade, especialmente estudantes, militares, empregados, presidiários, internos em centros de readaptação, casas-abrigo, asilos, associações religiosas e semelhantes, assegurando-lhes a inteira liberdade de participar ou não da pesquisa, sem quaisquer represálias". É claro que tais indivíduos poderão participar de estudos, porém os projetos a serem realizados em populações como as citadas acima, devem ter todos os seus critérios absolutamente claros, principalmente quanto à forma de obtenção do TCLE. Aqui o CEP deverá manter atenção ainda maior sobre o seguimento de todos os estudos.

No item **c** desse mesmo artigo, a questão levantada é bastante importante em muitos dos estudos conduzidos: a impossibilidade de registro no TCLE da assinatura do sujeito de pesquisa. Em tais ocasiões isto deve estar claramente explicitado no protocolo para que o CEP tenha conhecimento e possa aprovar as razões para que não se tenha o TCLE. Algumas situações podem fazer referência, por exemplo, a estudos retrospectivos envolvendo levantamento de dados de prontuários clínicos. Aqui, muitas são as vezes em que resgatar a assinatura do sujeito de pesquisa é impossível. Esta é uma situação que, se bem justificada e com a garantia de que o sujeito pesquisado não terá sua identidade revelada, bem como seus dados, de fato, serão fundamentais para o projeto, o CEP poderá aprovar o estudo sem a obrigatoriedade de assinatura do TCLE.

Ainda temos o item **d**, que traz questionamentos éticos muito discutidos, deixando divididas as opiniões de muitos em função de condições, por exemplo, religiosas. Será importante que o pesquisador tenha uma noção sobre bioética antes de iniciar estudos envolvendo indivíduos com morte encefálica. Este item define os documentos exigidos, de forma explícita e clara. O que deve chamar a atenção do pesquisador é a pergunta sobre a real necessidade científica da utilização de sujeitos de pesquisa com tal diagnóstico.

Um penúltimo item, o **e**, preocupa-se com as comunidades culturalmente diferentes, inclusive as indígenas, que inclusive estão citadas como uma das áreas temáticas da Resolução. De qualquer forma, vale sempre lembrar que toda vez que comunidades culturalmente diferentes forem alvo de um estudo, será importante que se consiga a aprovação de seu líder, além da aprovação do próprio sujeito de pesquisa.

Um último artigo diz respeito aos casos em que não seja possível esclarecer o sujeito de pesquisa sobre o estudo, uma vez que seu conhecimento poderia produzir desvios nos resultados. Estudos na área de comportamento, por exemplo, podem necessitar de um desconhecimento do sujeito, pelo menos num primeiro momento. Mais uma vez a pesquisa poderá ocorrer, desde que bem justificada e com a garantia de que o sujeito de pesquisa não será identificado e de que os dados obtidos serão utilizados exclusivamente para os fins propostos.

7

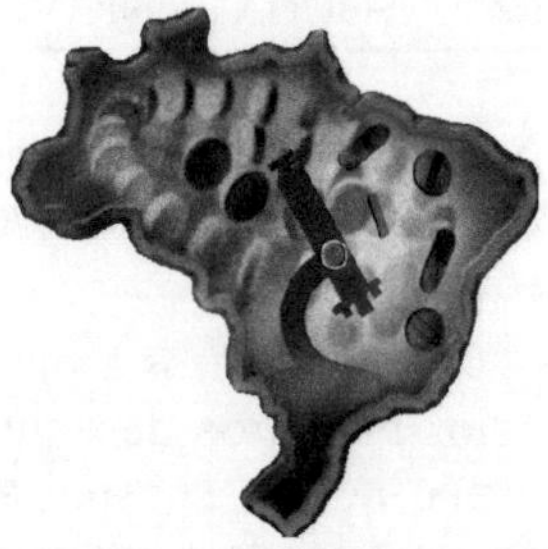

CAPTAÇÃO E INCLUSÃO DE PACIENTES

Marilia Santini de Oliveira

A captação e a inclusão de indivíduos em um estudo clínico, é uma das etapas fundamentais na condução da pesquisa. Ao propor um estudo, ou ao aceitar conduzir um estudo proposto por outro pesquisador ou entidade, uma das responsabilidades do pesquisador é verificar se há condições de incluir o número necessário de pessoas previsto nos cálculos iniciais de amostra, permitindo que a resposta que se procura com a realização da pesquisa seja obtida.

Os candidatos a sujeitos da pesquisa podem ser contactados em diversos locais, entre eles:

- O próprio serviço onde o estudo será conduzido, nos casos em que se faça pesquisa e assistência na mesma unidade.
- Outras unidades do mesmo departamento, clínica, disciplina ou hospital onde o estudo será realizado, por meio de divulgação interna das características que se procuram na população atendida, ou seja, critérios de inclusão e exclusão do estudo.
- Outros serviços de saúde, que atendam pessoas com as características que o estudo pede, por meio de divulgação para a comunidade médica, feita geralmente em reuniões, aulas ou contatos pessoais do pesquisador com esses outros serviços.
- A comunidade, por meio de divulgação para a população leiga, que compreende possíveis sujeitos da pesquisa, utilizando internet, jornais, revistas, rádio, cartazes em serviços de saúde ou outros meios de comunicação. Nesse caso, a forma de divulgação, incluindo textos, figuras e formato dos anúncios, deve ser submetida e aprovada pelos Comitês de Ética das instituições envolvidas. O patrocinador do estudo, se houver, assim como os outros pesquisadores, em casos de estudos multicêntricos, também devem ser consultados a respeito dessa iniciativa e concordar com sua realização.

Ao iniciar o processo de captação de candidatos a sujeitos da pesquisa, o pesquisador e sua equipe devem ter montada a estrutura para receber esses candidatos e iniciar o processo de obtenção do consentimento livre e esclarecido. Sejam quais forem os meios utilizados para captação dos candidatos a participantes da pesquisa, deve-se informar, além das características desejadas, endereços, telefones, horários e os responsáveis pelo primeiro atendimento dessas pessoas.

Os candidatos a sujeitos da pesquisa devem ser atendidos pela primeira vez pelos membros da equipe do estudo, os quais devem estar preparados para explicar o que é pesquisa clínica, do que se trata especificamente o estudo que se está propondo e todos os procedimentos desse estudo, incluindo os possíveis riscos e benefícios que a pessoa pode esperar, se decidir participar. Essa primeira consulta é o início do processo de obtenção do consentimento esclarecido, que é discutido com mais detalhes em outro capítulo deste livro, mas gostaríamos de lembrar que nenhum procedimento do estudo deve ser realizado antes da assinatura do Termo de Consentimento Livre e Esclarecido, documento que os sujeitos da pesquisa assinam para demonstrar sua vontade de participar do estudo que está sendo oferecido a eles.

O pesquisador e/ou membros de sua equipe, geralmente os co-investigadores médicos, podem fazer uma avaliação prévia dos sujeitos que são encaminhados por outros médicos ou serviços de saúde, para verificar se tais sujeitos encaixam-se nos critérios de inclusão e exclusão previstos no estudo, por meio de revisão de prontuário, conversa com os médicos responsáveis pelo paciente ou com o próprio indivíduo, antes da obtenção do consentimento. Porém, se for necessário realizar qualquer procedimento médico (exames físico, de laboratório, de imagem, etc.), deve-se ter antes o Termo de Consentimento Livre e Esclarecido assinado. Essa regra se aplica mesmo que o procedimento não seja invasivo, não ofereça riscos para a integridade do indivíduo e/ou faça parte da rotina da investigação de seu quadro clínico.

Após a obtenção do consentimento, o pesquisador principal e sua equipe devem seguir os procedimentos previstos no protocolo de pesquisa específico que estão conduzindo para triagem dos pacientes. Esses procedimentos variam em cada estudo, mas têm o principal objetivo de verificar se os candidatos a participantes da pesquisa cumprem os critérios de inclusão e exclusão descritos no protocolo. Os critérios de inclusão e exclusão são elaborados a fim de garantir que a população escolhida para submeter-se ao estudo permita que ele possa ser realizado sem riscos excessivos; portanto esses primeiros procedimentos devem ser seguidos cuidadosamente.

Além dos critérios objetivos e quantificáveis que são obtidos com os procedimentos de triagem para o estudo, é importante que os pesquisadores usem sua experiência clínica para avaliarem cuidadosamente cada um dos candidatos como um ser humano completo e não apenas como portador de uma condição ou patologia que o qualifica para participar de determinada pesquisa clínica. Essa avaliação inicial é fundamental para se determinar se um candidato a sujeito de pesquisa possui realmente condições físicas, psíquicas e sociais de participar de um estudo, considerando-se que uma das principais atribuições de um investigador é ver o sujeito de forma integral e zelar por seu bem-estar.

Após os procedimentos de triagem, os sujeitos que cumprirem todos os requisitos necessários e continuarem manifestando o desejo de participar do estudo são nele incluídos. As formas usadas para a inclusão de sujeitos numa pesquisa variam nos diferentes estudos, de acordo com seu desenho. Na maior parte das vezes os sujeitos são selecionados para receber as diferentes intervenções previstas na pesquisa de forma aleatória, por meio de uma tabela de randomização previamente estabelecida, que pode ou não ser estratificada de acordo com características clínicas e/ou resultados de exames laboratoriais. A forma de se fazer a randomização também varia em cada estudo, sendo que a mais usada atualmente é computadorizada, por sistemas que usam linhas telefônicas para transmissão dos dados, por voz e/ou fax. Todos os procedimentos para inclusão de sujeitos na pesquisa devem ser bem conhecidos pela equipe do estudo, especialmente pelo coordenador, e qualquer dúvida deve ser discutida com os monitores ou outros representantes do patrocinador do estudo, quando houver, ou com o pesquisador principal.

8

EQUIPE RESPONSÁVEL PELA CONDUÇÃO DE UM ESTUDO CLÍNICO

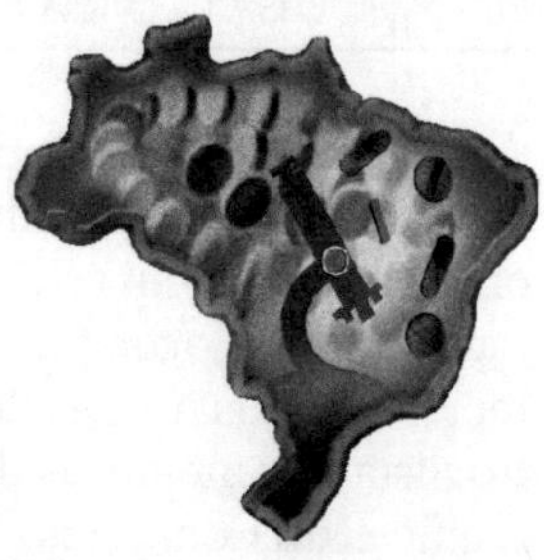

Greyce Lousana

A condução de um estudo clínico necessita de um conjunto de profissionais que conheçam todos os trâmites envolvidos em uma pesquisa clínica. Serão citados neste capítulo os principais representantes dentro de todos os elos envolvidos em um estudo. Estaremos considerando os seguintes: Patrocinador, Centro de Pesquisa, Instâncias Regulatórias, Suporte.

No time ou equipe dos patrocinadores, que são aqueles responsáveis por arcar com todas as despesas de um estudo, bem como por sua elaboração, embora os pesquisadores possam estar diretamente envolvidos com as questões científicas, inerentes ao desenho do estudo, poderemos encontrar: diretores e gerentes de pesquisa; monitores clínicos; e, de acordo com cada empresa, responsáveis pela entrada de dados dos estudos, por assuntos regulatórios ligados aos processos de importação e exportação de itens referentes a cada projeto, bem como por registros de produtos diante de órgãos regulatórios, pela manutenção dos arquivos de cada estudo, pela elaboração, implementação e acompanhamento de procedimentos operacionais-padrão; e demais membros de acordo com a quantidade de estudos patrocinados, número de centros envolvidos e, logicamente, a política interna de cada companhia.

Daremos destaque para o monitor de pesquisa clínica, por ser sua função primordial para a condução de um projeto. Quanto aos demais membros, cada empresa resolverá suas questões de acordo com suas necessidades. Porém, jamais um estudo será conduzido sem a presença de um monitor.

O monitor é um profissional com formação superior, geralmente dentro da área das ciências biomédicas (farmacêuticos, biomédicos, enfermeiros, biólogos, etc.), que será contratado ou prestará serviços ao patrocinador, desde o início dos procedimentos de implementação de um estudo em um centro de pesquisa, até que ele tenha sido totalmente encerrado. A boa relação entre o pesquisador principal, sua equipe e o monitor será fator crucial para que a condução de um estudo seja bem-sucedida.

O monitor fará visitas ao pesquisador, desde o início do estudo, como as chamadas visitas de abertura do centro, de implantação do estudo, de seguimento e de encerramento.

Caberá ao pesquisador fornecer todos os dados solicitados pelo monitor em cada uma das visitas realizadas. Será bastante útil ao monitor, caracterizando boa organização de um centro, se, nas primeiras visitas, o pesquisador já tiver preparados alguns documentos tais como: currículos de todos os membros que estarão envolvidos no estudo, devidamente rubricados e datados; descrição do centro; lista dos membros do Comitê de Ética em Pesquisa da Instituição; datas das reuniões do Comitê; documento com os procedimentos operacionais-padrão do centro. Tais itens facilitarão o trabalho para monitor e pesquisador, agilizando os processos iniciais.

Durante as primeiras reuniões a presença dos principais envolvidos no estudo poderá auxiliar o próprio pesquisador. À medida que o monitor conhece o coordenador do centro, os subinvestigadores e demais responsáveis pelo estudo, vários dos contatos poderão ser feitos entre o coordenador e monitor, facilitando as ações do grupo.

Durante a implantação do estudo no centro de pesquisa, até que ele não seja iniciado, o monitor fará vários contatos para esclarecer eventuais questões levantadas. Após todas as aprovações nas diferentes instâncias regulatórias, bem como a liberação para importação dos produtos envolvidos com o estudo, este poderá ser iniciado. Sendo assim o monitor, além de contatos telefônicos, via fax e e-mail, também realizará visitas de monitoria. Nelas, o pesquisador ou coordenador deverá estar disponível para esclarecimentos.

Dessa forma, ao longo de todo o projeto, o monitor estará em estreito contato com o centro de pesquisa. Portanto, uma boa relação e o fornecimento de condições favoráveis de trabalho são obrigatórios.

Quando tratamos do centro de pesquisa, o pesquisador principal deverá estar preocupado em montar sua equipe, caso ele tenha real intenção de iniciar e finalizar seus estudos dentro do que está previsto pelas boas práticas clínicas.

Muitas vezes o investigador ou pesquisador principal não terá condições de fazer todo o atendimento previsto no estudo. Neste caso, ele terá subinvestigadores que poderão dividir com ele tal atividade. Além dos subinvestigadores, a nomeação de um coordenador de estudos, como já foi citado, será vital.

Será o coordenador quem deverá permanecer durante todo o tempo no centro de pesquisa, a fim de solucionar questões tais como: levantamento dos prováveis sujeitos de pesquisa a serem alocados nos estudos; cadastro dos pacientes; preparo e organização de espaços compatíveis para cada estudo (sala de drogas; local para atendimento); verificação e eventual correção das anotações feitas pelos médicos nas fichas clínicas, desde que permitidas pelo investigador; confirmação dos exames realizados de acordo com o *flow-chart* de cada estudo; contato com o laboratório de análises clínicas para a confirmação de realização, recebimento e verificação dos valores de cada exame para cada sujeito alocado; estratégias que possibilitem o acionamento do médico responsável, nos casos em que se verifiquem quaisquer alterações laboratoriais; envio de relato de evento adverso sério ao patrocinador e Comitê de Ética em período de, no máximo, 24 horas após o seu conhecimento; acompanhamento dos agendamentos previstos e eventuais alterações em decorrência de feriados, sábados e domingos, bem como alguma impossibilidade do sujeito de pesquisa; preparo e manutenção do arquivo do investigador, bem como de todos os dados referentes a cada sujeito de pesquisa triado e/ou alocado; treinamento de demais membros da equipe do centro (secretária; enfermeiros; técnicos, etc.), a fim de possibilitar total compreensão por parte de todos aqueles que estarão envolvidos direta ou indiretamente com o estudo, evitando-se dessa forma qualquer tipo de procedimento fora dos padrões programados; previsão do estoque de drogas; contato com os sujeitos de pesquisa para esclarecimento de faltas, ou de qualquer outra necessidade prevista inicialmente; auxílio na elucidação de dúvidas sobre o estudo para o sujeito de pesquisa, tais como a leitura, com ele, do Termo de Consentimento Livre e Esclarecido (TCLE); realização de reuniões com o pesquisador principal para repasse de todos os fatos ocorridos e para deliberar ações conjuntamente; auxiliar em demais processos que permitam a condução dos estudos de acordo com as boas práticas clínicas.

É fundamental frisar que todas as responsabilidades de um estudo serão do pesquisador principal. Portanto, quando ele seleciona sua equipe, deverá ter confiança suficiente para assegurar que todos estarão trabalhando em conformidade com os preceitos internacionalmente reconhecidos sobre a condução dos estudos clínicos. Ter um boa equipe não significa poder abandonar o centro de pesquisa, comparecendo apenas nas reuniões de investigadores, sem ter sequer conhecimento do perfil de seus pacientes. O pesquisador deverá ser auxiliado, não esquecendo jamais de sua responsabilidade enquanto investigador principal.

Caberá aos subinvestigadores dividir com o pesquisador principal suas tarefas, eles também podem assinar documentos e responder em algumas ocasiões pelo projeto.

Quanto às instâncias regulatórias, cada CEP deverá ter seu Regimento Interno que será disponibilizado ao patrocinador, juntamente com a relação de seus membros. Dessa forma, o funcionamento de cada Comitê deverá ser conhecido por todos os pesquisadores. No Brasil, é interessante observar que um CEP terá no máximo 30 dias para dar parecer sobre um projeto. A Resolução 196/96 CNS/MS não fala em 30 dias úteis ou corridos; segundo advogados, a não citação significa 30 dias corridos.

Com relação às demais instâncias regulatórias, faremos referência em outro capítulo.

Falamos em equipe de suporte para um estudo clínico. Entendemos como suporte todas as empresas e seus respectivos profissionais, que estarão direta ou indiretamente envolvidos com a pesquisa clínica, como, por exemplo, um Laboratório de Análises Clínicas; um transportador (*courier*); um fabricante de embalagens para transporte de material biológico; enfim, todos aqueles que irão contribuir de forma fundamental para a realização dos projetos.

Resumidamente poderemos citar os elementos como essenciais, conforme Figura 8-1.

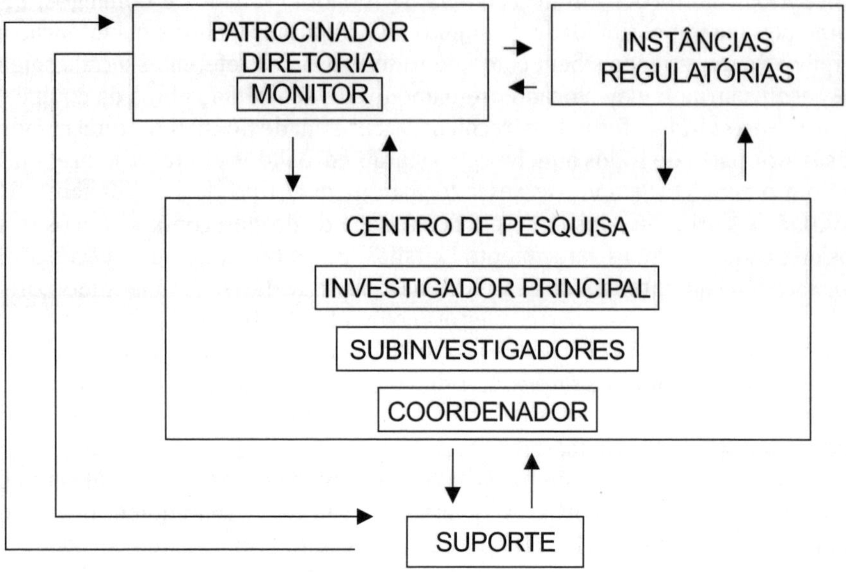

Fig. 8-1. Equipe envolvida em estudo clínico.

9

O PESQUISADOR PRINCIPAL E A CONDUÇÃO DE ESTUDOS CLÍNICOS

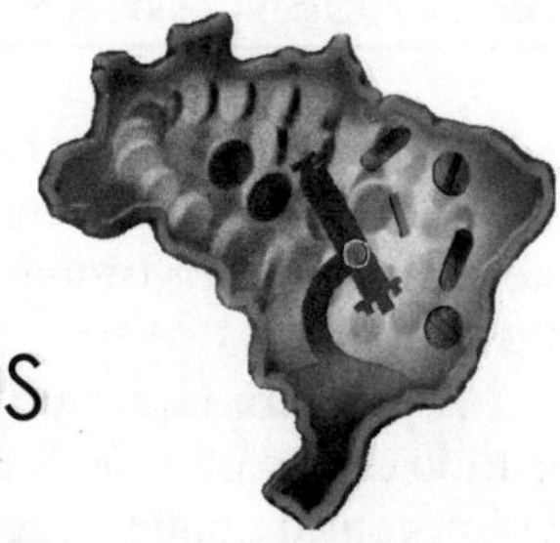

Marilia Santini de Oliveira

A condução de estudos clínicos é responsabilidade do investigador principal, que para tanto deve ter qualificações específicas e cumprir algumas atribuições.

O pesquisador principal deve ter grande conhecimento clínico na área do conhecimento que abranja os tópicos estudados, para poder avaliar a importância e objetividade da pesquisa proposta, selecionar adequadamente os sujeitos da pesquisa, identificar e tratar de forma rápida e correta eventuais eventos adversos e interpretar de maneira correta os resultados obtidos. Além disso, esse profissional precisa conhecer muito bem e respeitar as normas de boas práticas clínicas, assim como a legislação do país a respeito do assunto.

As principais responsabilidades do pesquisador principal na condução de um estudo clínico são com o sujeito da pesquisa, com o patrocinador do estudo, quando houver, e com a comunidade. Essas responsabilidades incluem:

- Velar pela segurança e bem-estar dos sujeitos da pesquisa desde o início até a conclusão do estudo, garantindo o acompanhamento médico necessário depois disso.
- Obter o consentimento dos sujeitos da pesquisa de forma correta.
- Conduzir o estudo de acordo com as normas de boas práticas clínicas.
- Conhecer e respeitar as normas e legislação da instituição e do país.
- Conhecer o protocolo e o produto em estudo detalhadamente, cumprindo estritamente os procedimentos previstos e usando o produto de forma correta.
- Responsabilizar-se pelo manejo médico dos eventos adversos.
- Reconhecer, registrar e divulgar os resultados obtidos.
- Manter arquivos atualizados e organizados, pelo tempo que for necessário, de todos os documentos e correspondência referentes ao estudo.
- Estar disponível para monitorias e auditorias dos órgãos competentes, nacionais e internacionais.
- Não iniciar o estudo até que os Comitês de Ética em Pesquisa (CEP) e demais instâncias necessárias o aprovem e manter seu CEP atualizado sobre andamento e final do estudo.

Para cumprir essas responsabilidades o pesquisador tem as atribuições de providenciar recursos, equipe e instalações necessárias para a condução do estudo, além de supervisionar essa equipe e todos os trabalhos do estudo constantemente.

A primeira tarefa do pesquisador, ao receber a proposta de conduzir um estudo clínico que não foi proposto por ele mesmo, é avaliar o protocolo de pesquisa, considerando as seguintes questões:

- Concorda com hipótese, objetivos, desenho do estudo?
- O estudo proposto é factível no seu centro de pesquisa? Existe capacidade de captar pacientes com as características previstas em número suficiente? O pesquisador tem disponibilidade para conduzir o estudo? A equipe e as instalações físicas são adequadas?
- O estudo cumpre os preceitos éticos? Apesar da posterior avaliação por um Comitê de Ética em Pesquisa (CEP), a opinião preliminar do pesquisador é importante, tanto para não criar falsas expectativas no patrocinador, quanto para poupar trabalho desnecessário para os CEPs.
- O estudo respeita a legislação do país?

Caso a resposta a qualquer uma dessas questões seja negativa, é responsabilidade do pesquisador discutir o aspecto específico e eventuais dúvidas com o proponente do estudo, para fazer as modificações e adequações necessárias, caso seja possível, ou recusar-se a conduzir o estudo, se for o caso.

O número e a qualificação dos membros de uma equipe de estudos clínicos varia nas diferentes instituições, de acordo com seu tamanho e especialização e também é responsabilidade do pesquisador principal certificar-se de que a equipe de que dispõe é suficiente e qualificada para conduzir os estudos propostos. A composição básica de uma equipe para condução adequada de um estudo é, além do pesquisador principal, co-pesquisadores, que auxiliarão atendendo os sujeitos da pesquisa e preenchendo fichas clínicas e demais documentos, coordenadores de estudo, enfermeiros a auxiliares. Além dos recursos humanos o pesquisador principal deve certificar-se de que conta com a infra-estrutura exigida pelo estudo, incluindo secretaria, farmácia, telefone, fax, geladeira, congelador, centrífugas, transporte, termômetros para controle de temperatura, etc. O apoio de uma instituição, geralmente da qual o serviço do pesquisador faz parte, é fundamental para o bom andamento de uma pesquisa clínica, pois também será necessário contar com serviço de pronto atendimento, enfermarias para eventual necessidade de internação hospitalar, auxílio de outras especialidades médicas para diagnóstico e tratamento de prováveis intercorrências que o paciente venha a apresentar no decorrer do estudo. Na quase-totalidade dos casos equipes que conduzem pesquisa clínica fazem parte de instituições que possuem um CEP reconhecido pela Coordenação Nacional de Ética em Pesquisa (CONEP), descrita em outro capítulo deste livro.

Após estabelecido que o serviço tem condições de conduzir o estudo, um segundo passo é determinar os recursos financeiros que serão necessários para sua realização, estabelecendo-se todos os gastos que serão feitos, incluindo reembolso de despesas para os sujeitos da pesquisa. Deve ser redigido um documento detalhado com custos, fonte de renda e programação de pagamento. Nos estudos patrocinados pela indústria farmacêutica, esse documento deve ser apresentado e discutido com o patrocinador, e nos estudos de investigador (propostos pelo próprio pesquisador), é responsabilidade do pesquisador principal prover meios para financiar a pesquisa de seu início até o final, remunerando a equipe multidisciplinar, serviços de terceiros (laboratório, radiologia, ECG, etc.), assessores (estatística, banco de dados, digitadores, etc.) e tudo o mais que for necessário. É recomendável que as obrigações de cada uma das partes envolvidas num estudo clínico sejam escritas em forma de contrato, assinado por todos os interessados (pesquisadores, patrocinadores e/ou seus representantes).

Cumpridos os passos de análise preliminar do estudo e determinação de seu orçamento, o pesquisador e sua equipe devem iniciar os trâmites regulatórios, que incluem enviar o projeto para o CEP de sua instituição e, em casos específicos, para a CONEP e para a Agência Nacional de Vigilância Sanitária (ANVISA). O material a ser enviado ao CEP inclui:

- O protocolo de pesquisa, documento que contém revisão da literatura a respeito do assunto a ser estudado, descrição detalhada da casuística e de todos os procedimentos a serem seguidos no estudo, métodos que serão usados para análise dos resultados, além de todos os instrumentos a serem usados na condução do estudo (fichas, materiais que serão entregues aos pacientes, tabelas com valores laboratoriais normais, formulários para notificação de eventos adversos, etc.).
- O Termo de Consentimento Livre e Esclarecido, redigido pelo pesquisador principal.
- Todas as informações disponíveis sobre o produto a ser estudado, geralmente reunidas em um documento denominado "Brochura do Investigador".

De acordo com as especificações dos CEPs de cada instituição, outros documentos podem ser necessários, como orçamento detalhado do estudo, folha de rosto, etc. Cabe ao pesquisador discutir com seu CEP se o projeto está dentro das especificações que o obrigam a submetê-lo à CONEP e com o patrocinador a necessidade de submissão à ANVISA. Caso o projeto esteja dentro dessas especificações, é obrigação do pesquisador certificar-se de que o encaminhamento foi realizado e não iniciar o estudo antes de receber a aprovação desses órgãos governamentais.

É importante também que o pesquisador principal defina, com o patrocinador do estudo ou com seus proponentes, qual será o documento a ser usado para a coleta dos dados do estudo. Geralmente se usa uma "Ficha Clínica de Estudo", comumente chamada de "CRF", iniciais da expressão inglesa *Case Report Form*. Dessa ficha constam todos os dados que deverão ser coletados, de acordo com os procedimentos descritos no protocolo de pesquisa, e que serão avaliados para que se possa analisar os resultados obtidos. Também deve ser previamente acordado o que será usado como documento-fonte, ou seja, o local onde serão anotadas todas as intercorrências que acontecerem com o indivíduo, as consultas médicas previstas ou não no estudo, arquivos de resultados de exames laboratoriais, etc. O documento-fonte serve para checagem dos dados contidos nas fichas clínicas de estudo e geralmente é definido com o prontuário médico de cada indivíduo. Os prontuários médicos devem ser cuidadosamente preenchidos, com data e hora de cada procedimento, inclusive dos realizados pelos membros não médicos da equipe, sem rasuras e armazenados em local seguro e facilmente acessível. Recomenda-se que uma cópia assinada do Termo de Consentimento Livre e Esclarecido permaneça no prontuário, ou pelo menos uma descrição detalhada do estudo de que o sujeito está participando, a fim de facilitar eventuais atendimentos por médicos ou outros profissionais que não estejam envolvidos na condução do estudo, como nos casos de necessidade de avaliação por outros especialistas e/ou atendimento de emergência.

Considera-se início do estudo o momento em que o primeiro participante assina o termo de consentimento. Os procedimentos para captação e inclusão de sujeitos na pesquisa estão discutidos em maiores detalhes em outro capítulo deste livro, porém ressaltamos que cabe ao pesquisador e a sua equipe incluir o número esperado de pacientes no período previsto, cumprindo o escrito no protocolo e as regras de Boas Práticas Clínicas, obter o consentimento antes de qualquer procedimento do estudo e ver o sujeito da pesquisa de forma integral, zelando pelo seu bem-estar desde essa fase inicial.

Após a inclusão de todos os pacientes previstos, é responsabilidade do pesquisador e da equipe por ele treinada coletar os dados fidedignamente, preencher todas as fontes de dados de forma clara, legível e mantê-las em local adequado, garantindo a integridade, a segurança e a confidencialidade desses dados, além de documentar por escrito tudo o que acontecer com o sujeito no documento-fonte, que também deve conter resultados de exames, fichas, tabelas, etc. Os pesquisadores devem ser especialmente cuidadosos em cumprir todos os procedimentos previstos no protocolo de pesquisa, estando atentos a prazos e datas, tanto para manter a fidedignidade dos dados coletados quanto a segurança dos sujeitos da pesquisa. Qualquer desvio detectado deve ser anotado no documento-fonte e informado o mais breve possível ao patrocinador ou responsável pelo estudo, que proporá atitudes e soluções cabíveis.

Durante a condução do estudo o pesquisador e sua equipe fazem o manejo administrativo e regulatório dele, que inclui:

- Submeter ao CEP, para apreciação, emendas ao estudo original aprovado e eventuais novas versões do Termo de Consentimento Livre e Esclarecido, só devendo implementar as mudanças após aprovação das emendas.
- Informar o CEP sobre alterações determinadas por cartas administrativas.
- Enviar ao CEP relatórios periódicos sobre o andamento do estudo (número de pacientes incluídos, excluídos, motivos, eventos adversos, resultados parciais, etc.).

- Enviar ao CEP e ao patrocinador, se houver, eventos adversos graves.
- Manter todos os documentos do estudo, incluindo correspondência, no arquivo do investigador, pelo tempo que for necessário.

Todos os documentos enviados ao CEP devem ser acompanhados de carta de encaminhamento, com data, título e número do estudo e descrição do que está sendo enviado. É recomendável que cópia dessa carta seja assinada e datada pelos responsáveis pelo seu recebimento no CEP e que esse documento seja guardado nos arquivos do pesquisador.

Os membros da equipe de estudo devem ser treinados para realizar o controle das drogas do estudo, responsabilizando-se pela recepção e armazenamento em condições adequadas, dispensação de acordo com as normas do estudo, inventário das drogas recebidas, dispensadas, devolvidas pelos sujeitos da pesquisa e retiradas pelo patrocinador do estudo. Os sujeitos da pesquisa devem ser informados da importância de devolverem ao centro as drogas não utilizadas e todos os esforços da equipe devem ser realizados no sentido de recuperar o produto eventualmente não usado. O destino final das drogas não utilizadas é definido de acordo com o protocolo e instruções do patrocinador.

Durante o seguimento dos pacientes pelo tempo em que eles permanecerem no estudo, o pesquisador e sua equipe devem cumprir todas as etapas previstas no protocolo (consultas, coletas de exames, dispensação de drogas, etc.), nos prazos determinados, além de atender, diagnosticar e tratar intercorrências clínicas graves ou não. A equipe deve estar sempre atualizada em relação à situação clínica de cada um dos sujeitos incluídos no estudo. Recomenda-se que os sujeitos da pesquisa tenham disponível uma forma de se comunicar com um dos membros da equipe que está conduzindo o estudo a qualquer momento, incluindo noites e finais de semana, por meio de um telefone celular ou *pager*.

Reuniões periódicas com a equipe toda permitem manter todos informados sobre o andamento do estudo e facilitam a identificação precoce de problemas e propostas de soluções. Também é importante manter o patrocinador informado sobre todos os detalhes do estudo no seu centro.

O pesquisador principal e os membros de sua equipe devem estar sempre disponíveis para monitorias e auditorias, que devem ser agendadas preferencialmente com antecedência, com documentos atualizados e organizados. É papel dos pesquisadores entender quais são as funções próprias e as dos monitores e respeitar as diferenças profissionais e pessoais, aceitando com a maior tranqüilidade a presença de "estranhos" em seu centro manuseando seus prontuários e arquivos. Os pesquisadores devem também estudar e implementar as melhorias sugeridas no decorrer das auditorias.

Com a realização do último procedimento previsto no protocolo de pesquisa do último sujeito da pesquisa, inicia-se o processo de finalização do estudo. Nesse processo cabe aos pesquisadores enviar informe ao CEP, próprio e do patrocinador, se houver, verificar se todos as fichas clínicas estão preenchidas e corrigidas, recolher todo o material de estudo não utilizado, conservar o arquivo do investigador pelo tempo que for necessário. Os resultados obtidos devem ser analisados e discutidos e as conclusões finais devem ser informadas ao CEP, aos sujeitos que participaram do estudo e divulgadas para a comunidade científica, sejam elas favoráveis ou não.

Em caso de interrupção prematura de um estudo, seja pela verificação de um evento adverso grave associado ao produto, seja por qualquer outro motivo, além de todos os procedimentos acima descritos, deve ser dedicado o máximo empenho em informar aos sujeitos da pesquisa, o mais rápido possível, para que eles interrompam o uso do produto, além de continuar a oferecer tratamento médico, se for necessário.

10

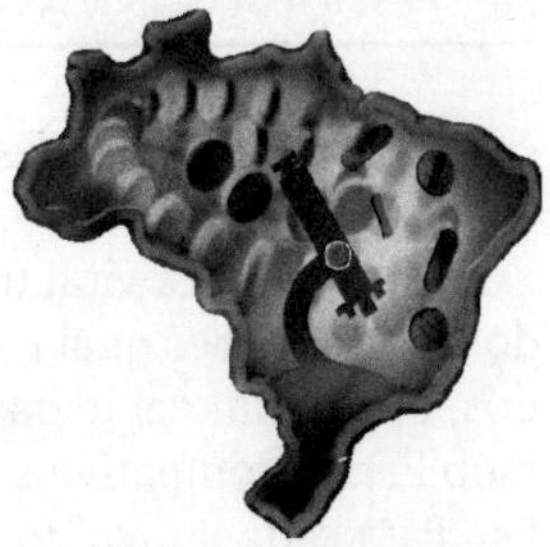

ESTRUTURAÇÃO DE UM CENTRO DE PESQUISA

Greyce Lousana

Ao se idealizar um protocolo de pesquisa clínica, alguns itens, que independem do planejamento do estudo, devem ser considerados.

A existência de um pesquisador principal, um Comitê de Ética local, patrocínio para execução do projeto, sujeitos de pesquisa com critérios necessários e um espaço físico compatível, são exigências mínimas para que se tenha garantida a condução de um protocolo clínico.

Este capítulo tratará de algumas questões ligadas ao Centro de Pesquisa. Não discutiremos modelos ideais, mas faremos considerações que deverão ser pensadas no momento de se planejar um Centro.

Cada especialidade médica terá peculiaridades que não serão abordadas; caberá a cada pesquisador adequar seu centro à realidade dos seus estudos e à sua área de atuação.

Ao se planejar um estudo ou ao sermos convidados para conduzir um, algumas perguntas deverão ser feitas. À medida que forem sendo respondidas com clareza, poderemos de fato nos certificar da possibilidade efetiva de realização de um Protocolo.

ESPAÇO FÍSICO

Um grande impedimento para a condução de um estudo está relacionado ao espaço físico disponível.

Quando se dá início a um protocolo, devemos estar certos de que haverá um local reservado, que seja limitado, para o atendimento ao paciente possibilitando a realização de procedimentos que vão desde a aplicação do Termo de Consentimento Livre e Esclarecido até consultas e eventuais coletas de material biológico ou demais exames preestabelecidos. O sujeito de pesquisa deve ter condição de privacidade que permita a ele expor todas as suas dúvidas com tranqüilidade.

Se estamos conduzindo um projeto que necessita, por exemplo, de coletas laboratoriais seriadas, teremos de disponibilizar local para várias horas do dia, onde o sujeito de pesquisa possa ser atendido. Ao tratarmos de protocolos clínicos, é fundamental que se tenha ainda a garantia de leitos no caso de hospitalização programada ou não.

Também será vital um planejamento para a guarda de materiais específicos do estudo. Saber qual é o número provável de pacientes que poderão ser seguidos, dará uma real idéia da necessidade do volume total de arquivos ou demais mobiliários compatíveis com as necessidades do projeto.

Para cada indivíduo alocado em um estudo será necessário reservar espaço para ficha clínica, prontuário, resultados de exames, controles gerais e demais documentos-fonte, *kits* laboratoriais, caixas reservadas ao embarque de material biológico, além de local para o arquivo do investigador, que independerá de se ter ou não alocado qualquer sujeito de pesquisa.

Ainda referente ao espaço, outro item primordial é a disponibilidade para se guardar, quando for o caso, drogas de estudo. Um grave problema enfrentado em algumas ocasiões é o controle do estoque e a segurança em que ele é armazenado. Cada Centro terá suas peculiaridades, alguns possuem uma farmácia central própria, outros mantêm a droga no local de atendimento. Definidas as características de cada Centro, será necessário que toda a droga referente aos estudos clínicos seja mantida em local trancado, dentro de armários devidamente etiquetados, com controle ambiente de temperatura, preferencialmente sob a guarda de um único indivíduo habilitado para seu controle. Definir tais espaços, muitas vezes necessitando, além de armários, de geladeiras para manutenção da estabilidade do medicamento, neste caso se mantendo controle da temperatura com tomadas diárias, deve ser preocupação com significativa importância. Durante auditorias, o fato de se preservar a droga fora do alcance de qualquer indivíduo não credenciado para manipulá-la, com técnicos responsáveis por elas, será um ponto bastante favorável para seu Centro.

Mais uma vez, no caso das drogas de estudo, a previsão do total de sujeitos a serem incluídos, a quantidade de medicação a ser dispensada e o volume que ela possui, auxilia na programação para que se organize o local fisicamente compatível com as necessidades de cada projeto.

Existem situações em que frascos de medicações já utilizados pelos sujeitos alocados nos projetos, ao serem devolvidos para controle, permanecem no Centro até o final do estudo; em outros casos, será possível combinar com o patrocinador como será o fluxo para retirada deles ao longo do projeto. De qualquer forma, o planejamento será mais efetivo se esta situação for levantada previamente ao início do estudo.

Durante um estudo, o monitor será recebido em diversas ocasiões. Ele estará realizando um trabalho fundamental na condução do estudo: a verificação dos dados de todos os documentos que fazem parte do projeto. Em determinadas ocasiões, ouvimos relatos de monitores que desempenhavam suas atividades em pé no corredor de algum hospital ou ainda sentados em alguma escada, com os documentos apoiados na perna. Tais relatos são lastimáveis. Cabe ao pesquisador planejar um local que possibilite o trabalho do monitor dentro de condições minimamente razoáveis.

Outro espaço que deverá ser planejado é aquele destinado ao arquivo do investigador. Desde os primeiros contatos realizados para se discutir um estudo, estará sendo gerada uma série de documentos que deverão ficar arquivados, de forma a possibilitar, a qualquer tempo, que qualquer pessoa compreenda o processo de condução do estudo como um todo. A maneira como os documentos serão arquivados dependerá da disponibilidade de armários, arquivos ou pastas destinados para seu centro de pesquisa. Planejar esse espaço e certificar-se de sua segurança também é fundamental.

Ainda vale lembrar que, ao longo de um estudo, poderá ser necessário o agendamento de algumas reuniões entre os membros de sua equipe ou entre sua equipe e o patrocinador. Enfim, prever este local também será prudente.

EQUIPE

Dificilmente será possível conduzir um estudo sem que o pesquisador principal organize uma equipe para auxiliá-lo. Cada projeto terá suas peculiaridades, sendo que as necessidades irão variar consideravelmente em diferentes estudos. De qualquer forma, uma equipe mínima deverá ser treinada.

Boa parte dos protocolos clínicos são conduzidos em instituições hospitalares. Nelas já trabalham profissionais ligados a área de saúde, dentro de uma rotina estabelecida por setor. O pesquisador principal, no entanto, deve ter claro que as atividades de um estudo não serão compatíveis integralmente com a rotina da instituição. Dessa forma, deve se estabelecer antes do início do projeto quem será responsável pelas diversas atividades obrigatórias para a correta condução do estudo, de acordo com as definições de cada um dos elementos que compõem a equipe de um estudo clínico segundo ICH/GCP.

O pesquisador deve ter sempre em mente que, ao se conduzir um estudo em uma instituição, os recursos estarão sendo agregados e os mesmos deverão ser repassados de acordo com o estabelecido por setor aos diversos elementos envolvidos nos projetos. Assim sendo, a adequação dos profissionais já existentes ou mesmo novas contratações devem estar previstas. Pensar que qualquer médico, de determinado serviço, poderá atender pacientes alocados em um protocolo, sem ter recebido previamente treinamento sobre o que está estabelecido pelas Boas Práticas Clínicas, fará com que qualquer estudo esteja fadado ao insucesso.

O treinamento e a constante reciclagem de todos os membros serão fatores cruciais para que se preserve a fidedignidade dos dados de um estudo.

INSTITUIÇÃO

Nos casos em que um estudo seja conduzido dentro de uma instituição quer seja pública ou privada, caberá ao pesquisador conhecer todos os procedimentos burocráticos e administrativos locais para não ter problemas no decorrer do estudo.

Algumas delas possuem regras específicas para a condução de pesquisa clínica. Não conhecemos os modelos existentes em todas, no entanto alguns exemplos podem ser considerados. Há casos em que os contratos com o patrocinador são firmados diretamente com a instituição; em outros, o pesquisador é o responsável pelo contrato; ainda existem situações em que um Departamento assume tal responsabilidade; também podemos verificar casos em que ocorre a assinatura de diversos segmentos dentro da mesma instituição. Enfim, cada local possui regras e conhecê-las facilitará principalmente no que se refere aos prazos para a obtenção de permissão para a condução de um projeto.

Resolvida a questão administrativa, será preciso conhecer o funcionamento do Comitê de Ética em Pesquisa (CEP) local. Haverá situações nas quais o pesquisador poderá descobrir não existir um Comitê, o que resultará em problemas para seu estudo.

Embora seguidores de uma mesma legislação, cada CEP possui regulamento interno específico que deve ser apresentado ao patrocinador. Este regulamento deve ser analisado a fim de que se conheçam prazos para entrada de um projeto, exigências locais sobre encaminhamento, período determinado para reuniões; enfim, o pesquisador necessita de tais informações para que juntamente com o patrocinador seja possível o planejamento referente ao período necessário para se ter um projeto analisado localmente.

Ainda será necessária a obtenção da lista dos membros do CEP, seu reconhecimento pela Comissão Nacional de Ética em Pesquisa (CONEP), o que facilitará os primeiros contatos com o patrocinador.

É importante salientar que o conhecimento real dos procedimentos locais de cada instituição é fundamental. Não há mais lugar para pesquisadores que tentam maquiar seu Centro, fazendo previsões atraentes quanto aos prazos para aprovações locais, porém sem condições de serem cumpridos no momento em que o projeto é de fato iniciado. A honestidade e seriedade do pesquisador será uma marca importante para a imagem de um Centro de Pesquisa.

Outro item a ser considerado, é a utilização das instalações de uma instituição, sem a prévia autorização. Um pesquisador ético, certamente não aprovaria essa conduta.

POTENCIAL PARA INCLUSÃO DE SUJEITOS DE PESQUISA

Outro importante critério é a capacidade de cada centro de pesquisa em selecionar e alocar corretamente o número programado de sujeitos de pesquisa.

Assim como referente aos prazos, o pesquisador deverá ter bem definido se possui a população de estudo necessária. Muitas vezes a instituição não será suficiente para incluir o número desejado. Nestes casos será necessária a criação de planos estratégicos, juntamente com outras instituições ou colegas, para que se atinja o objetivo programado.

Verificam-se casos em que dentro de uma mesma instituição é possível encontrar os sujeitos de pesquisa portadores de critérios para um estudo, no entanto, face ao próprio tamanho das instituições, torna-se difícil estabelecer um fluxo compatível com a realidade do serviço. Mais uma vez o pesquisador precisará definir a melhor forma de captação, tendo sempre em mente a questão ética envolvida nessa delicada situação. Será preciso ter uma boa programação, uma vez que, se for preciso colocar algum aviso sobre um estudo, ele deverá ser previamente aprovado pelo CEP local bem como ser comunicado ao patrocinador. Novamente a organização antes do início do estudo será decisiva.

Será importante a manutenção de uma base de dados que possa ser consultada para cada estudo de acordo com cada critério. Pensar em desenvolver programas de esclarecimento ao público leigo sobre o tema pesquisa clínica poderá contribuir para que o pesquisador recrute sujeitos conscientes e aderentes aos estudos propostos.

Aqui a seriedade do pesquisador quanto à correta previsão de potenciais sujeitos de pesquisa a serem alocados é também vital.

LABORATÓRIO DE ANÁLISES CLÍNICAS

Também será fundamental a definição, nos casos aplicáveis, do laboratório envolvido no estudo. A logística, quando se necessita de exames com qualidade e prazos altamente rigorosos para a condução criteriosa de um estudo, é bastante complexa, principalmente se houver a necessidade de envio e/ou recebimento de material biológico ou correlatos via portos e/ou aeroportos.

O treinamento da equipe local será decisiva para o sucesso do estudo. Dessa forma, mais uma vez caberá ao pesquisador ter definida esta situação antes do início do projeto, a fim de não se ter surpresas indesejáveis.

A regulamentação brasileira ainda necessita de ajustes para que essa questão seja mais ágil, coadunando-se com as características de cada estudo quanto aos procedimentos de importação de drogas, importação de *kits* laboratoriais e correlatos, embarque de material biológico e demais itens específicos a cada projeto.

Eventualmente cada instituição poderá utilizar seu próprio laboratório para a realização de algumas rotinas. Aqui, o pesquisador deve estar atento quanto aos prazos em que os exames solicitados serão enviados, bem como de que forma. Ter em mente que todos os exames devem ser documentados em papel é fundamental. Ainda vale lembrar que, nestes casos, a instituição deverá ser ressarcida pelos custos que não correspondam à rotina dos serviços.

PREPARANDO FERRAMENTAS DE TRABALHO

O coordenador de estudos será de vital importância para que todas as atividades administrativas e organizacionais de um centro de pesquisa possam ocorrer. A definição deste elemento na equipe de trabalho será decisiva para a condução bem-sucedida de um projeto.

Tão logo o pesquisador tenha um estudo clínico para ser iniciado, um coordenador deverá ser indicado. Assim, desde o princípio o coordenador, o pesquisador e o monitor poderão desenvolver importante relação de trabalho, que deverá culminar em resultados favoráveis aos objetivos propostos.

Caberá ao coordenador, juntamente com o pesquisador principal, desenvolver o que se denomina “ferramenta de trabalho”. Na verdade, as ferramentas serão todos os métodos utilizados por um centro, que trarão garantias de que os dados coletados são fiéis e passíveis de serem verificados a qualquer tempo e com o máximo aproveitamento.

Quando se pensa em um centro de pesquisa, será necessário o estabelecimento de Procedimentos Operacionais Padronizados, que podem ser traduzidos como o conjunto de ferramentas utilizadas, bem como todos os fluxos existentes em um Centro, que ocorrem ao longo da condução de um estudo. Dessa forma, manter em um centro um coordenador que tenha desenvolvido todos os Procedimentos Operacionais Padronizados, com a capacidade de suprir todas as necessidades de qualquer estudo clínico, será, para o investigador, um bom começo para manter um bom Centro de pesquisa.

No início do capítulo dissemos que não estaríamos falando de centros de pesquisas ideais. Levantamos seis questões que entendemos serem importantes para o pesquisador responder antes do início de um estudo. Fazer pesquisa clínica não é trabalho para amador. Conduzir um estudo clínico é atividade destinada exclusivamente a profissionais sérios e capacitados, com habilidade de trabalho em equipe e que possam estar preparados para prever eventuais problemas antes de ocorrerem, possibilitando dessa forma ações preventivas.

É evidente que as primeiras perguntas a serem respondidas por um pesquisador, antes de se iniciar um estudo, estarão relacionadas à ética do projeto, à necessidade real do estudo proposto, às intervenções exigidas que poderão levar riscos aos sujeitos de pesquisa envolvidos, aos interesses políticos e econômicos diretamente envolvidos, à relevância científica do projeto. Enfim, respondidas estas e demais questões relacionadas ao valor técnico/ético/científico do projeto, o pesquisador que responder as seis questões com soluções pertinentes e de bom senso, poderá ficar certo de estar dando início a um Centro de Pesquisa Clínica que será reconhecido por sua qualidade e alto grau de comprometimento e seriedade com a ciência e o ser humano.

11

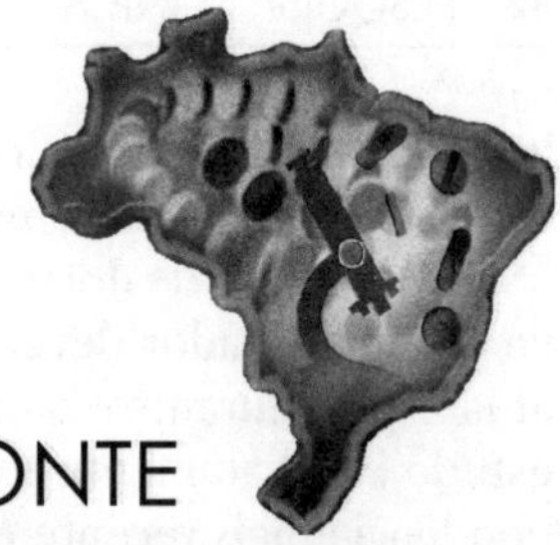

ARQUIVO E DOCUMENTO-FONTE

Vivienne Carduz Castilho

ARQUIVO

Chamamos de arquivo o conjunto completo de registros do estudo, o qual proporciona a reconstrução dos dados e eventos relacionados ao estudo sob quaisquer circunstâncias (auditorias ou análise de dados, por exemplo).

O arquivo-mestre do estudo deve conter todos os documentos originais, memorandos e dados relevantes ao estudo clínico, adequados aos procedimentos-padrão da empresa, e será mantido em ambiente seguro e de acesso limitado.

O arquivo-mestre do estudo será mantido pelo responsável do estudo, em ambiente seguro, até o momento do arquivamento. Documentos destinados ao arquivo-mestre devem ser enviados ao responsável do estudo.

A localização do arquivo será decidida pelo responsável do estudo. Uma vez arquivado, os documentos essenciais devem ser retidos por dois anos após a última aprovação da aplicação de comercialização (*marketing*) na região do ICH para o produto sob investigação ou, pelo menos, dois anos após a descontinuação formal do desenvolvimento clínico do produto sob investigação, a menos que os riscos com o produto ou os regulamentos locais requeiram outro procedimento.

O arquivo do investigador deve conter os registros gerais do estudo e materiais específicos dos pacientes. Serão criados, pelo monitor, locais específicos dentro do arquivo para todo o tipo de informação gerada durante o estudo, assegurando assim que tanto o centro como o patrocinador manterão um conjunto completo dos registros do estudo. É montado de maneira organizada para permitir o arquivamento e a localização rápida dos principais documentos do estudo. Pode ser organizado com o auxílio de pasta-arquivo (tipo fichário) ou algum outro tipo de sistema de arquivo que melhor se adapte à realidade do centro de pesquisa e do patrocinador, com o objetivo de conter cópias, quando necessário, e documentos originais, quando for apropriado, mas não necessariamente.

Após a conclusão do estudo, toda informação obtida deve estar nesse arquivo, que é de responsabilidade do investigador, e deverá ser guardado pelo período estipulado nos procedimentos-padrão da empresa (conforme especificado no protocolo de estudo/contrato). Em geral, o patrocinador se compromete com o investigador a notificá-lo por escrito quando os documentos relacionados ao estudo não forem mais necessários.

Os arquivos de documentos essenciais, do arquivo-mestre do estudo e arquivo do investigador deverão ser feitos pelo patrocinador e devem ser mantidos atualizados durante o andamento do estudo. Sempre arquivar os documentos do estudo imediatamente e em ordem cronológica inversa (documento ou correspondência mais recente em cima).

As seções típicas do arquivo-mestre do estudo e do arquivo do investigador são apresentadas na lista de verificação a seguir (embora as descrições e a ordem de colocação no arquivo possam variar conforme a preferência do profissional responsável).

Arquivo-Mestre do Estudo

1. Correspondência geral.
2. Protocolo final de estudo incluindo Anexos e Emendas, por centro.
3. Exemplo da Ficha Clínica (CRF).
4. Termo de Consentimento Livre e Esclarecido (também em inglês, por causa das auditorias).
5. Brochura do Investigador (IB) e outra informação do produto.
6. Acordos financeiros e contratos com instituições/investigadores/ co-investigadores (farmacêutico e enfermeiro, se aplicável).
7. Aprovação da Autoridade Regulatória/Notificação.
8. Aprovação do Comitê de Ética em Pesquisa (CEP).
9. Correspondência ao CEP (cartas de encaminhamento de protocolo, Evento Adverso).
10. Produtos sob Investigação e de Referência.
11. Materiais do estudo (entregues e recebidos do centro de estudo).
12. Assinaturas das responsabilidades do pessoal.
13. *Curriculum vitae*.
14. Laboratório Central: valores normais de laboratório, certificados / Certificado do laboratório (se for um requerimento das regulamentações locais), do laboratório local (se houver).
15. Minutas das reuniões relacionadas ao estudo: reuniões de investigadores com lista dos participantes.
16. Procedimentos escritos seguidos no estudo quanto à documentação.
17. Documentação específica por país e centro.
18. Envelopes de decodificação em caso de emergência e endereços de contato em caso de emergência.
19. Documentos de segurança: formulários em branco de Eventos Adversos Sérios (SAE) e Definição de Eventos Adversos (AE) e SAEs e instruções especiais para notificação.
20. Randomização/Esquema Cego.
21. Certificado de auditoria (se aplicável).

22. Orientações ICH-GCP e lei local (se aplicável).
23. CRFs (original) para pacientes incluídos.
24. Cópias dos CRFs de Trabalho (se houver).
25. CRFs de pacientes selecionados mas não randomizados.
26. Relatório de estudo clínico.

Arquivo do Investigador

1. Correspondência incluindo contatos telefônicos relevantes.
2. Lista das visitas de monitorização/visitas de auditoria/inspeções.
3. Relatório da visita de monitorização da iniciação do estudo.
4. Termo de Consentimento Livre e Esclarecido e lista de identificação do paciente.
5. Envelopes de decodificação de emergência e procedimentos de decodificação em estudos cegos.
6. Produtos sob Investigação e de Referência.
7. Material do estudo (pedidos, entregas, embarques, devolução e distribuição, se aplicável).
8. Protocolo Final de Estudo incluindo Anexos e Emendas.
9. Instruções especiais sobre a condução do estudo, se disponível.
10. Modelo da Ficha Clínica (CRF).
11. Laboratório: valores normais de laboratório, certificados / Certificado do laboratório (se for um requerimento das regulamentações locais), do laboratório local (se houver).
12. Documentos de segurança: formulários em branco de Eventos Adversos Sérios (SAE) e Definição de Eventos Adversos (AE) e SAEs e instruções especiais para notificação.
13. Comitê de Ética em Pesquisa (CEP).
14. Declaração do seguro e condições.
15. Aprovação da Autoridade Regulatória/Notificação (se aplicável para o centro).
16. Assinatura das responsabilidades do pessoal.
17. *Curriculum vitae*.
18. Acordos financeiros e contratos com instituições/investigadores/ co-investigadores/ (farmacêutico e enfermeiro, se aplicável).
19. Minutas das reuniões relacionadas ao estudo: reuniões de investigadores.
20. Brochura do Investigador (IB) e outra informação do produto.
21. Orientações ICH-GCP e lei local (se aplicável).
22. Fichas Clínicas de pacientes selecionados mas não randomizados (cópias).
23. Fichas Clínicas de pacientes incluídos no estudo em ordem crescente (cópias).
24. Relatório de estudo clínico, se requerido.

Uma visita final ao centro de um estudo só pode ser feita quando o monitor revisou os arquivos tanto do investigador quanto do patrocinador e confirmou que todos os documentos recíprocos estão nos arquivos adequados. Isto inclui, quando aplicável, o arquivamento de todas as versões revisadas de qualquer um dos documentos essenciais no respectivo arquivo.

DOCUMENTOS-FONTE

Documentos-fonte são todos os documentos, dados e registros originais gerados para um determinado indivíduo. Eles fornecem o "quadro geral" da condição clínica, do tratamento e da evolução do indivíduo.

Exemplos de documentos-fonte incluem: registros hospitalares e de dados clínicos de pacientes, laudos de laboratório, diário do paciente, registros de controle de droga, dados registrados de instrumentos automatizados, laudos de RX e ECG, relatórios de cirurgias, todo papel no qual tenha sido escrita uma informação sobre o paciente.

Objetivos e princípios dos documentos-fonte são essenciais para documentar a existência do sujeito da pesquisa e para comprovar a integridade dos dados do estudo. Devem fornecer documentação adequada com relação à participação do sujeito da pesquisa no estudo, bem como seu diagnóstico, todos os tratamentos e procedimentos do estudo, eventos adversos, evolução e resposta ao tratamento de estudo.

Além de compilar a informação específica do estudo, de servir como "depósito" central de toda a informação referente ao paciente e sua participação no estudo, os documentos-fonte fornecem um quadro completo do perfil do sujeito da pesquisa que pode ser útil para qualquer pessoa que possa ter contato com o indivíduo no decorrer de seu tratamento.

Mantendo um acompanhamento cuidadoso dos aspectos regulatórios do *status* do sujeito da pesquisa e de todos os procedimentos do estudo, você assegurará que um auditor possa "recriar" toda a evolução do estudo clínico muitos anos mais tarde na eventualidade de surgir qualquer questão regulatória.

Verificação de documentos-fonte é a confrontação dos documentos originais com os dados reportados nas fichas clínicas para verificar se o estudo está sendo conduzido corretamente e se não há evidência de conduta inadequada ou fraude.

Objetivos da verificação de documentos-fonte é ter a documentação adequada do estudo, fazer garantia de qualidade durante o estudo, verificar a precisão e validade dos dados transcritos nas fichas clínicas e identificar erros, violações, conduta inadequada e fraudes.

Os problemas mais comuns na verificação de documentos-fonte são:

- Termo de Consentimento Livre e Esclarecido com data posterior à da visita de pré-tratamento.
- Não seguimento dos critérios de inclusão e exclusão, que constam no protocolo.
- Entrada incorreta da identificação do paciente nas fichas clínicas.
- Data de nascimento do paciente errada (colocando-se a data atual).
- Avaliações clínicas e dados de laboratórios que não foram realizados ou registrados no tempo determinado.

- Medicação de estudo não dispensada corretamente e designada de acordo com a randomização.
- Dados das fichas clínicas não registrados conforme o protocolo.
- Eventos adversos sérios que não foram comunicados ao patrocinador.
- Dados de eficácia ou segurança não completos ou consistentes.
- Perda de documentos originais do prontuário do paciente.
- Erros de transcrição entre documentos fonte e fichas clínicas.
- Valores anormais de testes laboratoriais que poderiam ser importantes mas não foram documentados nem pesquisados.
- Controle de droga que não pode ser verificado devido à falta de registro.

12

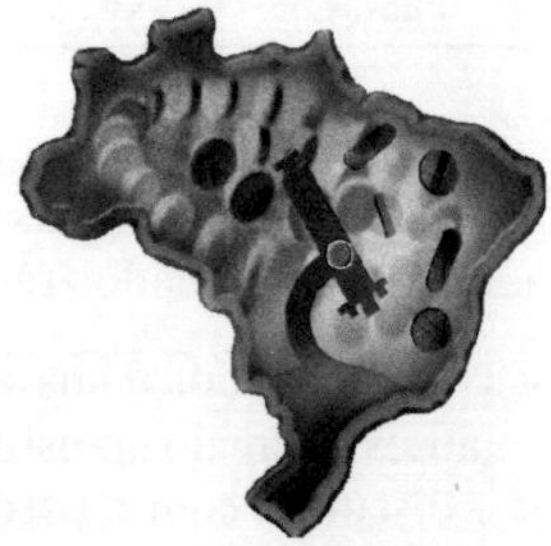

FICHA CLÍNICA (CRF – *CASE REPORT FORM*)

Vivienne Carduz Castilho

A Ficha Clínica é um documento impresso, óptico ou eletrônico destinado a registrar toda informação exigida pelo protocolo a ser relatada ao patrocinador sobre cada indivíduo participante do estudo.

As Fichas Clínicas são as ferramentas para coleta de dados, desenvolvidas pelo patrocinador para registrar toda informação requerida pelo protocolo e que deve ser reportada ao patrocinador sobre cada indivíduo. São compostas de folhas autocopiáveis de duas ou três partes.

Os patrocinadores estão interessados em pontos de dados muito específicos, relevantes à sua droga em estudo.

As fichas clínicas devem conter todas as informações essenciais para a pesquisa, como, por exemplo, história médica, sinais vitais, exame físico, dados demográficos, critérios de inclusão e exclusão, medicação concomitante, medicação do estudo, efeitos adversos, procedimentos. Os dados são inseridos pela equipe do estudo. A equipe local faz as correções necessárias.

As fichas clínicas são revisadas quanto à adesão às orientações de preenchimento, e os documentos-fonte (prontuário e/ou qualquer outro registro com dados da evolução do paciente) são verificados pelo monitor em base preliminar.

As fichas clínicas são retiradas pelo monitor, deixando uma cópia autocopiável legível da ficha clínica no centro de pesquisa.

ORIENTAÇÕES PARA O PREENCHIMENTO DA FICHA CLÍNICA

O preenchimento das fichas clínicas requer uma atenção especial em um estudo, por ser fundamental, e essas fichas devem ser preenchidas o mais rápido possível após a visita do sujeito da pesquisa, para assegurar que a informação possa ser recuperada ou acompanhada, aproveitando a recente análise do quadro clínico do sujeito pelo investigador, assim como informações disponíveis na época da visita. Apenas os membros designados da equipe de pesquisa devem ter permissão para registrar e/ou corrigir dados na ficha clínica.

São necessários cuidado e atenção extra na transcrição dos dados dos documentos-fonte para a ficha clínica, para assegurar sua legibilidade.

As seguintes orientações para o preenchimento das fichas clínicas devem também ser observadas para assegurar a precisão, integridade, legibilidade e adequação dos dados reportados ao patrocinador:

- O investigador e sua equipe devem conhecer detalhadamente a ficha clínica (antes do início do estudo, na reunião de investigadores, ela deve ser analisada e discutida com o patrocinador para serem eliminadas as últimas dúvidas).
- Ao se inserir dados, deve ser usada caneta esferográfica preta ou azul, pressionando-a fortemente.
- Certificar-se de que a informação apropriada de identificação do investigador e sujeito da pesquisa seja incluída em cada ficha clínica.
- Certificar-se de que as inserções estão completas e legíveis; não deixar em branco espaços algum, linhas, caixas ou campos de dados.
- Certificar-se de que os dados foram inseridos no local ou campo de dados corretos (p. ex., que a "altura" não está inserida no campo de dados destinado ao "peso").
- Certificar-se de que as datas de visita estão de acordo com o fluxograma do protocolo.
- Certificar-se de que a data de nascimento está de acordo com a idade do sujeito da pesquisa.
- Realizar "checagens cruzadas" na ficha clínica entre os itens relacionados nas páginas de história clínica, medicações concomitantes e eventos adversos. Por exemplo, se um indivíduo recebe uma medicação para tratar um evento adverso, então a medicação deve ser relacionada na página de medicações concomitantes da ficha clínica.
- Usar apenas as abreviações autorizadas pelo patrocinador.
- Cuidar para que não haja erros de transcrição de documentos-fonte.

ORIENTAÇÕES PARA CORREÇÃO DA FICHA CLÍNICA

Quando for necessário realizar alguma correção devemos seguir certas normas de qualidade, tais como:

- Traçar uma linha horizontal ou vertical sobre o erro (para que se possa ler o que estava escrito antes).
- Inserir os dados corretos, próximo ao que estava errado.
- Rubricar e datar ao lado de cada alteração.
- Não apagar, rabiscar ou usar líquido corretor ou qualquer outro meio que possa ocultar o dado original.
- Manter o documento de solicitação de correção no arquivo do investigador.

Os procedimentos de correção não permitidos na pesquisa clínica são:

- Uso de fita ou líquido corretor, escrever ou rabiscar sobre os dados originais de modo a ocultar sua leitura e possível verificação.

REVISÃO DA FICHA CLÍNICA

A revisão da ficha clínica é feita quanto à sua legibilidade, checando se todos os campos foram preenchidos, se o local de registro está correto, se o dado é lógico e consistente, se os registros não geram dúvidas, se a aderência ao protocolo foi obtida, verificando se o resultado de laboratório não possui valores que são clinicamente significantes, se todos os eventos adversos foram reportados corretamente.

Todas as dúvidas e questões devem ser esclarecidas em conjunto com o investigador, para termos certeza de que os dados obtidos são fiéis ao quadro apresentado pelo sujeito da pesquisa.

QUESTÕES MAIS COMUMENTE LEVANTADAS EM UMA REVISÃO

- Termo de Consentimento Livre e Esclarecido datado após a realização dos procedimentos do estudo ou datado pelo investigador ou pelo coordenador de estudo.
- Escrita muito leve, dificultando a visualização, e falta de clareza (rasuras e rabiscos).
- Diferentes termos para um mesmo significado clínico.
- Eventos adversos não reportados.
- Desvios de protocolo (procedimentos não realizados, critérios de inclusão/exclusão não respeitados).
- Campos deixados em branco.
- Laudos de laboratório com diferentes unidades para um mesmo exame.
- Datas que deveriam expressar períodos do passado são trocadas, por engano, pela data do dia corrente.
- Para datas ou campos que deveriam ser preenchidos com números, que ficaram em branco, devemos riscar na horizontal para que não sejam confundidos com o número 1, se riscados na vertical.
- Falta de assinatura do investigador e data nas páginas das fichas clínicas.

Todos os erros encontrados pelos investigadores ou levantados pelos monitores devem ser arrumados e documentados. Esse levantamento é moroso, em virtude, principalmente, do volume de informação gerada e da qualidade exigida para realização dessa tarefa.

13

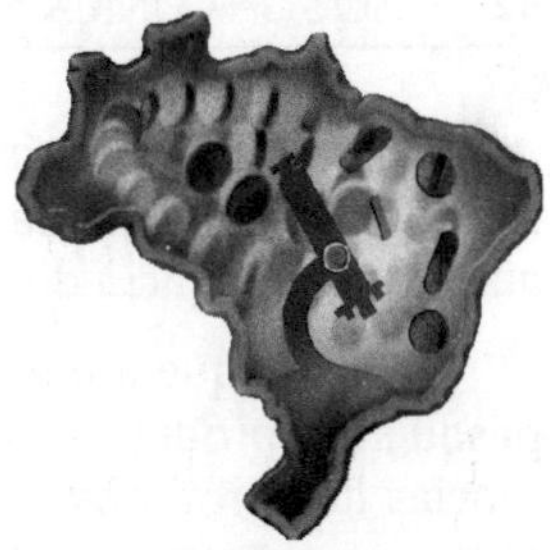

CONTROLE DA MEDICAÇÃO DE ESTUDO

Kleber Castilho

PROCEDIMENTOS PARA PEDIDO, EMPACOTAMENTO E ROTULAGEM

A equipe do estudo é responsável pela estimativa de tempo e pelo pedido de quantidades suficientes da medicação do estudo e seu comparativo para a fase em desenvolvimento.

O responsável pela fabricação garantirá que o produto que está sob investigação está caracterizado de acordo com o estágio do desenvolvimento, é fabricado de acordo com a regra aplicável de Boas Práticas de Fabricação e rotulado de maneira que proteja o esquema cego, se for aplicável.

O responsável do estudo garantirá que a rotulagem está de acordo com as leis locais. Ele também fará com que o certificado de análise esteja disponível e que todas as formalidades de importação/exportação sejam observadas.

Outros procedimentos são:

- A equipe do estudo deverá informar quanto à respectiva atividade de fabricação por escrito e, assim que possível, quais quantidades do produto sob investigação serão necessárias.
- Poderá ser pedida, se houver necessidade, uma cópia da lista de randomização para controle.
- Quantidades suficientes do produto que está sendo usado na pesquisa serão fabricadas para cada um dos sujeitos da pesquisa, de modo que estarão recebendo a medicação do estudo durante todo o período da pesquisa.
- O produto sob investigação será embalado adequadamente para evitar contaminação e deterioração, inaceitáveis durante o transporte e o armazenamento, e durante o período do estudo, de acordo com as normas de qualidade exigidas.
- Serão fornecidas também orientações de como manusear o produto que está sob investigação e os meios necessários para armazenamento, detalhes de aplicação, disposição, transporte, entre outras.

EMBARQUE E MANUSEIO DA MEDICAÇÃO DO ESTUDO

O patrocinador do estudo é responsável pelo fornecimento da medicação em estudo, dentro do tempo adequado, para o investigador/instituição.

O investigador/instituição somente receberá a medicação do estudo após ter sido obtida a opinião favorável do Comitê de Ética e da autoridade regulatória autorizando o início do estudo.

Uma vez que a medicação do estudo tenha sido enviada para o centro de pesquisa, o produto sob investigação não será usado por outro centro. Transferências dos produtos sob investigação de um centro para outro são exceção e somente serão permitidas sob circunstâncias especiais e mediante autorização do patrocinador. No início da pesquisa serão entregues aos centros de pesquisa somente as quantidades mínimas necessárias das medicações sob investigação para que sejam acompanhados os primeiros pacientes a serem alocados; e de acordo com o progresso do centro de pesquisa, serão fornecidos novos lotes de medicamentos.

Todo o percurso que a medicação do estudo fará deve ser documentado, desde o embarque para/e da subsidiária, fornecendo o remetente, recebedor, data, modo pelo qual foi transportada, número do estudo, quantidade de embalagens/paciente ou total de unidades.

DEVOLUÇÃO E DISTRIBUIÇÃO DA MEDICAÇÃO DO ESTUDO

Em cada centro de pesquisa, o monitor fará a conferência das quantidades das drogas sob investigação e dos envelopes de codificação, bem como das etiquetas para abertura entregues, usados ou devolvidos ao término do estudo. Qualquer quantidade em falta ou em excesso das medicações em estudo ou dos envelopes de codificação deverá ser explicada pelo investigador/farmacêutico, que deverá relatar o ocorrido por escrito e encaminhar ao patrocinador.

Toda a medicação que foi fornecida para os pacientes e que não tenha sido usada, ou que tenha sido devolvida ao centro de pesquisa, deverá ser encaminhada ao patrocinador; serão feitos registros de toda essa medicação retornada, a qual depois será encaminhada para destruição, respeitando-se os procedimentos para isso; deverá ser feito por escrito. Este registro deverá conter o número do estudo, o lote/números dos pacientes, semana de uso e a quantidade de medicação que estará sendo destruída.

O patrocinador deve dispor de um local no qual esta medicação que foi retornada possa ser armazenada, para que sejam realizados os procedimentos acima. Antes de se realizar a destruição dessa medicação, deve ser fornecido ao patrocinador um laudo de destruição, que deve ser arquivado.

Toda a documentação relacionada à medicação do estudo, ao manuseio da distribuição do que foi recebido, à devolução e localização, deve ser arquivada no Arquivo do Estudo do patrocinador e no Arquivo do Estudo do Investigador (quando aplicável). Esta documentação deve permitir a recuperação de forma rápida do histórico de toda a medicação que foi enviada para aquele centro de pesquisa, mesmo que já tenha sido retornada ao patrocinador.

CONTROLE DA MEDICAÇÃO DE ESTUDO

Estudo nº ____________ **Protocolo nº** ____________

INVESTIGADOR ____

INICIAIS DO PACIENTE ____________________ **CENTRO nº** ____________________

Nº *BASELINE* ________________________ **nº ALOCAÇÃO** ____________________

FORMA FARMACÊUTICA : ☐ **AMPOLAS** ☐ **DRÁGEAS** ☐ **COMPRIMIDOS** ☐ **FRASCOS** ☐ **TUBOS** ☐ ***BLISTERS***

MEDICAÇÃO DISPENSADA					MEDICAÇÃO DEVOLVIDA				VERIFICAÇÃO DO PATROCINADOR	
LOTE Nº	DATA	VISITA	ASSINATURA DE QUEM DISPENSOU	Nº DE DRÁGEAS	DATA	VISITA	ASSINATURA DE QUEM RECEBEU	Nº DE DRÁGEAS	DATA	MONITOR
			SUBTOTAL				SUBTOTAL			

CONTROLE DA MEDICAÇÃO DE ESTUDO

Protocolo nº ______________________

Medicação de estudo ____________ (cápsula / comprimido / drágea / ampola)

Investigador ______________________

Centro nº ______________________

IDENTIFICAÇÃO DO PACIENTE			DISTRIBUIÇÃO DA MEDICAÇÃO DE ESTUDO										
Iniciais do paciente	Nº ident. paciente	Nº de lote	Data de distri-buição	Visita	Unidades distribuí-das	Rubrica da pessoa que distribuiu	Data de devolução pelo paciente	Visita	Unidades devolvidas pelo paciente	Nº de unidades utilizadas restantes	Rubrica da pessoa que recebeu	Data de devolução ao patrocinador	Rubrica do monitor
									Não utilizadas	Utilizadas			
			SUBTOTAL				SUBTOTAL						

CONTROLE DA MEDICAÇÃO NO CENTRO DE PESQUISA

Quando a medicação chegar ao centro de pesquisa, deve ser conferida e armazenada de acordo com as normas de qualidade existentes. Deve também ser acondicionada em armários de difícil acesso às pessoas não autorizadas a manipulá-la. Este armário deve conter fechaduras que possam ser mantidas trancadas durante o momento em que não se está fazendo uso das medicações.

O profissional habilitado do centro de pesquisa responsável pela medicação deve fazer planilhas de controle de drogas, que auxiliarão no controle de sua devolução, da entrega e do armazenamento das medicações no centro de pesquisa, garantindo a qualidade do processo.

14

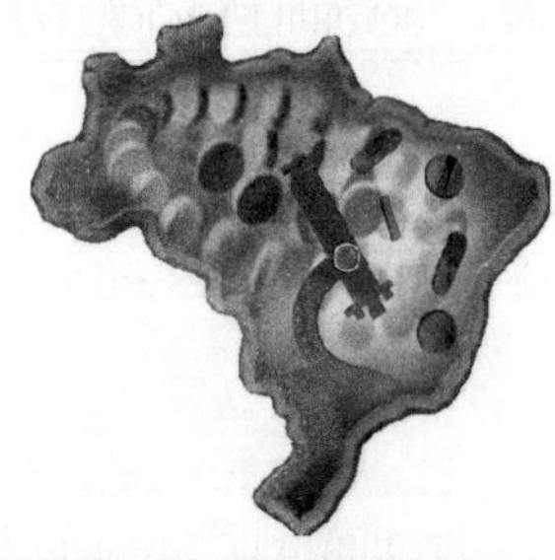

MONITORIA DE UM ESTUDO CLÍNICO

Vivienne Carduz Castilho

Processo de monitorização é quando um representante do patrocinador, o monitor ou *Clinical Research Assistant* (CRA), visita o centro (com o estudo em andamento ou voluntários em fase de admissão). Esta visita poderá ser semanal, quinzenal ou mensal para verificar: se os direitos e o bem-estar dos seres humanos estão sendo respeitados, se os dados finais são de qualidade e integridade e se o estudo está de acordo com o protocolo/emendas, GCP e leis locais.

Monitorização é garantir o registro, condução e relatório final de um estudo clínico, conforme protocolo implementado, por inspeções regulares, sempre obedecendo aos SOP's, ICH-GCP e regulamentos locais aplicáveis.

"O ICH-GCP define monitorização como o ato de supervisionar o progresso de um estudo clínico e de garantir que seja conduzido, registrado e relatado de acordo com o protocolo, Procedimentos Padronizados de Conduta (SOP's), Boa Prática Clínica (GCP) e as exigências legais cabíveis".

O monitor deve ser indicado pelo patrocinador; ele é o elo entre o investigador e o patrocinador. Deve possuir curso superior e conhecimento científico ou clínico para realizar corretamente uma monitoria, conhecer as fases de estudo clínico, o protocolo e possíveis emendas, Termo de Consentimento Livre e Esclarecido e qualquer informação que será dada por escrito aos voluntários, o produto investigado, os Procedimentos Internos (SOP's) do patrocinador e Boas Práticas Clínicas (GCP) e as leis locais.

A monitorização de Estudos Clínicos é dividida em várias etapas:

1. *Seleção do investigador:* o responsável pelo estudo fica encarregado da seleção dos investigadores / instituição. O investigador a ser escolhido deve estar qualificado, com treinamento e experiência, deve ter o estabelecimento, a equipe e o tempo apropriados para conduzir adequadamente o estudo e deve ter acesso ao número adequado de pacientes elegíveis. O responsável pelo estudo também deverá garantir que o investigador escolhido não esteja proibido por qualquer autoridade regulatória – deve-se sempre averiguar a "lista negra" do FDA (lista de proibições do FDA) que confirma que o investigador não consta dela.

2. *Contato inicial com o investigador:* este pode ser um contato telefônico ou uma carta ao investigador principal, apresentando o estudo (*draft* do protocolo ou sinopse do estudo), para avaliar o seu interesse na eventual realização do estudo.
3. *Visita de seleção do centro de pesquisa:* é a visita de avaliação do patrocinador ao centro. Esta visita de seleção do centro de pesquisa será programada para avaliar a adequação do centro. É realizada para se verificar as qualificações, interesses e a competência do centro e principalmente do investigador principal, para se conhecer a equipe do estudo, a localização, a instalação e verificar equipamentos e recrutamento do sujeito da pesquisa.

   O investigador será solicitado a apresentar evidência do Registro de Admissão (se for de hospital) ou Registros da Prática Geral para verificar que a população adequada de pacientes-alvo existe. Os requerimentos locais para proteção dos dados (confidencialidade) deverão ser observados. Se necessário, registros e anotações anônimos deverão ser checados.

   Um relatório escrito deve documentar o resultado da visita de seleção do centro de pesquisa, contendo todos os itens anotados na respectiva lista de checagem (*check-list*) da visita de seleção. O relatório será assinado pelo responsável pelo estudo e arquivado no arquivo-mestre do estudo, mesmo que o investigador contatado não seja selecionado.

   O responsável pelo estudo selecionará os investigadores, levando em consideração os resultados da visita de seleção do centro de pesquisa e as informações da base de dados do investigador.
4. *Reunião de investigadores:* esta reunião é feita com todos os investigadores, co-investigadores e coordenadores de estudo, para se discutir o protocolo ou sua conclusão, negociações contratuais, esclarecer dúvidas, discutir estratégias e procedimentos de estudo e familiarizar-se com a equipe de cada centro.

INICIAÇÃO DOS CENTROS DE PESQUISA

Se o centro de pesquisa foi selecionado, uma visita de iniciação pode ser programada. Entretanto, antes ou durante a iniciação do centro, o investigador/instituição deve concordar em:

- Conduzir o estudo de acordo com ICH-GCP, com o(s) requerimento(s) regulatório(s) local(ais) aplicável(eis) e com o protocolo de estudo acordado incluindo a(s) emenda(s) após a obtenção de aprovação/opinião favorável do CEP.
- Fornecer a aplicação escrita dele/dela (incluindo seu *Curriculum vitae* e todos os documentos de acordo com o ICH-GCP 3.1.2 e 4.4.2) para o responsável do CEP e ao patrocinador.
- Demonstrar o potencial de recrutamento do número necessário de sujeitos de pesquisa elegíveis dentro do período de recrutamento previsto.

- Obter o Termo de Consentimento Livre e Esclarecido escrito de todos os sujeitos da pesquisa antes de realizar quaisquer procedimentos relacionados ao estudo.
- Estar de acordo com os procedimentos da documentação-fonte, registro/relato de dados.
- Permitir a monitorização, auditoria e inspeção.
- Manter os documentos essenciais relacionados ao estudo até o término do período de arquivamento definido pelo patrocinador, com relação às orientações do ICH-GCP e lei local/regulamentação.

Antes de iniciar um acordo contratual com o investigador para conduzir o estudo, o investigador deve receber o protocolo de estudo e a Brochura do Investigador atualizada e será dado tempo suficiente para revisão de ambos documentos. O responsável pelo estudo deve garantir que o investigador esteja completamente informado da demanda que o estudo clínico terá durante o período, dos recursos e estabelecimentos e de sua equipe colaboradora. O responsável pelo estudo e o investigador e qualquer outra parte relevante devem assinar o protocolo de estudo ou um outro documento alternativo para confirmar esse acordo. Acordos financeiros deverão ser firmados com o investigador/instituição e todas as outras partes relevantes (por exemplo, farmácias, laboratórios), se aplicável.

Antes de iniciar um estudo o responsável pelo estudo deve garantir que:

- As responsabilidades do investigador principal e dos outros investigadores participantes tenham sido documentadas.
- Todos os investigadores participantes tenham recebido e tenham instruções sobre o protocolo de estudo, aderido à padronização uniformizada para avaliação dos achados clínicos e laboratoriais, e sobre o preenchimento das fichas clínicas (CRF).

Visita de Iniciação do Estudo

Esta visita é feita ao centro de pesquisa onde será conduzido o estudo, pelo monitor designado, logo após a aprovação do protocolo pelo CEP. Toda equipe envolvida na condução do estudo deverá ser convidada a participar.

Todos os aspectos do estudo deverão ser revisados nessa visita (adaptação contínua do centro de pesquisa, requerimentos de documentos-fonte, procedimentos de obtenção do Termo de Consentimento Livre e Esclarecido, armazenamento seguro e contabilidade das medicações do estudo, instruções de preenchimento do CRF, freqüência esperada das visitas de monitorização, relatórios de eventos adversos: preenchimento e notificação), para determinar que o investigador e sua equipe tenham entendido completamente o protocolo e os requerimentos do estudo e que são capazes de conduzi-lo. Durante essa visita, deve ser reforçado o papel e as responsabilidades da equipe.

O pacote completo do centro de pesquisa (arquivo do estudo do investigador) deverá ser preparado pelo monitor e ser entregue ao investigador na visita de iniciação. Tal pacote deverá conter todos os documentos relevantes do estudo e outros documentos conforme especificado nas orientações do ICH-GCP e requerimentos locais. O arquivo do investigador será atualizado durante o estudo pelo investigador e o monitor.

Todos os documentos relevantes, de acordo com a lista de checagem (*check-list*) da visita de iniciação, deverão ser enviados ou recolhidos do centro do investigador antes ou durante a visita de iniciação.

Pode ser necessário realizar uma segunda visita de iniciação, especialmente se a primeira visita tiver sido realizada antes da inclusão do primeiro sujeito da pesquisa.

Um relatório escrito deve documentar o resultado da visita de iniciação contendo todos os termos listados na respectiva lista de verificação da visita de iniciação (*check-list*). O relatório deverá ser assinado pelo responsável pelo estudo e arquivado no arquivo-mestre do estudo, uma cópia também será arquivada no arquivo do investigador.

Entrega das Medicações do Estudo para o Centro de Pesquisa

O produto em investigação não deverá ser enviado ao investigador/instituição antes que a visita de iniciação tenha sido realizada. O responsável pelo estudo deve garantir que todos os documentos necessários para o embarque do produto em investigação (por exemplo, documentação de liberação/ nota fiscal) estejam disponíveis e arquivados no arquivo-mestre do estudo e no arquivo do investigador.

Antes do embarque do produto em investigação para o investigador/ instituição, pelo menos, os seguintes documentos devem estar disponíveis no centro de pesquisa:

- Carta de aprovação do CEP (protocolo de estudo aprovado, informação ao paciente e Termo de Consentimento Livre e Esclarecido).
- Contrato assinado por ambas as partes.
- Preenchimento dos requerimentos regulatórios (por exemplo, IND), se aplicável.
- Formulário de aplicação preenchido (por exemplo, FDA 1572), se aplicável.

O responsável do estudo deve garantir que qualquer embarque do produto em investigação seja documentado de maneira compreensível usando os formulários-padrão. Qualquer documentação de embarque do produto em investigação deve conter, pelo menos, as seguintes informações:

- Número do estudo, remetente (assinatura), recebedor (assinatura), data do embarque, data do recebimento, modo de transporte, quantidade (número de embalagens primárias, número de unidades ou pacientes), número do lote e data de validade ou reteste, se aplicável, confirmação de que as medicações tenham sido recebidas na quantidade correta em condição adequada ou, caso contrário registro de quaisquer deficiências.

CONTROLE DE QUALIDADE NO CENTRO DURANTE A MONITORIZAÇÃO

Cada estudo clínico iniciado deve ser conduzido de acordo com as Orientações do ICH-GCP e leis locais. O responsável pelo estudo deve garantir que o estudo seja adequadamente monitorizado. O patrocinador deve ter um número suficiente de CRAs adequadamente qualificados para supervisionar regularmente todos os centros de pesquisa de acordo com as necessidades.

A monitorização será determinada para cada estudo individualmente, baseada em considerações, tais como: objetivo, proposta, desenho, complexidade, esquema cego e objetivos finais do estudo; assim como a localização dos centros. Em geral, há a necessidade de monitorização no centro antes, durante e após o estudo. Entretanto, pelo menos um mínimo de monitorização, requerida pela lei local, deve ser realizada.

Uma vez que o estudo é designado, o monitor deve estar inteiramente familiarizado com o produto em investigação, protocolo de estudo, arquivos, todas as instruções fornecidas aos investigadores sobre a realização do estudo incluindo contabilidade da medicação, Termo de Consentimento Livre e Esclarecido, informação escrita a ser fornecida aos voluntários, SOP's do patrocinador, ICH-GCP e o requerimento regulatório aplicável.

Antes de iniciar o estudo, o responsável pelo estudo e o monitor deverão verificar se o investigador tem conhecimento de que documentos-fonte (registros médicos, impressos de laboratório, etc.) serão necessários para verificação por parte deles. É necessário que o investigador garanta que esta documentação seja facilmente acessível durante as visitas de monitorização.

A freqüência das visitas de monitorização e os números de centros que podem ser monitorizados por um só monitor serão determinados pelo responsável do estudo. Durante a condução do estudo, o responsável pelo estudo irá analisar a qualidade dos dados e irá verificar os documentos-fonte.

Visitas de Monitorização de Rotina

Nessas visitas temos de assegurar que os direitos e bem-estar dos sujeitos da pesquisa estejam sendo respeitados e que o procedimento do Termo de Consentimento Livre e Esclarecido tenha sido conduzido de acordo com o protocolo e sendo obtido antes de qualquer procedimento do estudo.

O monitor visitará periodicamente (conforme desenho do estudo) o centro para assegurar que o estudo está de acordo com os procedimentos do protocolo, ICH-GCP e leis locais. Avaliará a qualidade, exatidão e integridade dos dados relatados do estudo clínico, assegurando que são precisos, completos e disponíveis para verificação no documento-fonte.

Durante a condução do estudo no centro de pesquisa, o monitor deve revisar, pelo menos, todos os itens listados na lista de checagem (*check-list*) da visita de monitorização. Também pode ser necessário lembrar o investigador de suas obrigações durante o estudo.

O monitor deverá garantir que o estudo seja conduzido e documentado adequadamente durante as seguintes atividades:

- Ser o principal meio de comunicação entre o patrocinador e o investigador.
- Ter contato direto com o investigador e co-investigadores para discutir as questões originadas dos procedimentos de monitorização.
- Garantir que o investigador receba a Brochura do Investigador atual, todos os documentos e todos os suprimentos do estudo necessários para conduzir o estudo adequadamente e para aderir ao requerimento regulatório local aplicável.
- Garantir que o estabelecimento, equipe e recursos do investigador permaneçam adequados durante todo o período do estudo e que uma equipe suficiente esteja disponível para conduzi-lo adequadamente.
- Garantir que o investigador e sua equipe estejam adequadamente informados sobre o estudo.
- Verificar que o investigador e/ou seu designado, se houver, sejam aderentes às regulamentações legais locais sobre estudos clínicos.
- Verificar se o investigador e sua equipe estão realizando as atividades específicas do estudo de acordo com o protocolo de estudo e qualquer outro acordo que conste no contrato escrito entre o patrocinador e o investigador e se não delegaram essas atividades a indivíduos não autorizados. Registros e correções no CRF somente podem ser feitos pelo investigador, co-investigador(es) ou pessoas delegadas e autorizadas individualmente pelo investigador. Para identificar a equipe do estudo, a "Lista de Assinaturas", fornecendo nomes, funções, assinaturas e rubrica da equipe do estudo autorizada, será completada para cada centro.
- Verificar se o investigador segue o protocolo de estudo aprovado e todas as emendas aprovadas, se houver.
- Verificar se o investigador está selecionando somente sujeitos da pesquisa elegíveis.
- Verificar se o Termo de Consentimento Livre e Esclarecido, datado e assinado, foi obtido antes da participação de cada sujeito da pesquisa no estudo (isto significa: antes que o primeiro procedimento relacionado ao estudo seja realizado) e garantir que o investigador esteja ciente de sua obrigação em fornecer uma cópia do Termo de Consentimento Livre e Esclarecido assinado ao sujeito da pesquisa.
- Informar a freqüência de recrutamento de sujeitos da pesquisa.
- Verificar se os documentos-fonte relacionados ao estudo, incluindo a lista de identificação dos sujeitos da pesquisa e outros registros relacionados ao estudo, estão completos, são verídicos, mantidos atualizados e guardados.
- Verificar se o investigador fornece todos os registros necessários, notificações, aplicações e submissões e se estes documentos são verídicos, completos, dentro do prazo, legíveis, datados e identificam o estudo. O investigador também

deverá ser lembrado de sua obrigação de enviar comunicações relacionadas à segurança e os relatórios anuais e finais do estudo ao seu CEP.

- Verificar a veracidade e preenchimento dos registros do CRF, documentos-fonte e outros registros relacionados ao estudo. O monitor realizará a verificação dos documentos-fonte comparando-os com os registros no CRF. Esta verificação inclui resultados de laboratório, achados radiológicos, ECGs, etc. A realização da verificação dos documentos-fonte deve ser documentada nos relatórios de monitorização. O monitor deverá verificar especificamente:
  - Os dados requeridos pelo protocolo de estudo são reportados com exatidão nos CRFs e são consistentes com os documentos-fonte; discrepâncias devem ser explicadas.
  - Qualquer dose e/ou modificação na terapia são bem documentadas para cada um dos sujeitos da pesquisa do estudo.
  - Eventos adversos, medicação concomitante e doenças intercorrentes são registrados nos CRFs de acordo com o protocolo de estudo.
  - Visitas a que os sujeitos da pesquisa faltem, testes não conduzidos e exames não realizados são claramente reportados nos CRFs com o motivo.
  - Todas as descontinuações e exclusões dos sujeitos da pesquisa selecionados do estudo estarão reportadas e explicadas nos CRFs (motivos deverão ser fornecidos, se possível).
- Informar o investigador acerca de qualquer erro de registro, omissão ou ilegibilidade no CRF. O monitor deverá garantir que as correções apropriadas, inclusões ou exclusões sejam feitas, datadas, explicadas (se necessário) e rubricadas pelo investigador ou por um membro da equipe de estudo do investigador que seja autorizado a rubricar as alterações no CRF pelo investigador.
- Determinar se todos eventos adversos (AE) e eventos adversos sérios (SAE) são notificados adequadamente dentro dos períodos de tempo requeridos pelo ICH-GCP, protocolo de estudo, CEP, patrocinador e os requerimentos regulatórios locais aplicáveis. O monitor irá confirmar na visita final de monitorização se todos os documentos estão no arquivo do investigador e se as cópias pertinentes são fornecidas para arquivamento no arquivo-mestre do estudo.
- Determinar se o investigador está mantendo os documentos essenciais e lembrar o investigador de sua obrigação de mantê-los recuperáveis durante todo o período de arquivamento.
- Comunicar os desvios do protocolo de estudo, SOPs, ICH-GCP e os requerimentos regulatórios locais aplicáveis ao investigador e tomar a medida apropriada para prevenir a recorrência dos desvios detectados. Desvios sérios devem ser notificados imediatamente ao responsável do estudo.

Verificar, para o produto em investigação:

- Que os períodos e condições de armazenamento são aceitáveis e que as medicações são suficientes durante todo o estudo.
- Que o produto em investigação é fornecido somente aos voluntários que são elegíveis para recebê-lo e na dose especificada no protocolo.

- Que os voluntários recebam a instrução necessária para o uso adequado, manuseamento, armazenamento e devolução do produto em investigação.
- Que o recebimento, uso e devolução do produto em investigação nos centros de pesquisa são controlados e documentados adequadamente.
- Que o destino do produto em investigação não usados nos centros de pesquisa estejam de acordo com as regulações locais aplicáveis e requerimentos locais das afiliações.

Se o monitor detectar problemas durante a visita de monitorização, esses problemas serão registrados em um relatório de monitorização para procedimentos de *follow-up* (acompanhamento).

O CRF preenchido (original e cópia de trabalho, se houver) deve ser transportado de maneira segura. Uma cópia do CRF deve ser deixada no centro do investigador o tempo inteiro.

Uma vez que o CRF seja recebido pelo patrocinador, questionamentos (*queries*) e correções adicionais serão elaborados nos formulários de correção de dados.

O monitor garantirá que os questionamentos sejam resolvidos pelo investigador (ou seu designado) e devolverá os formulários de correção de dados assinados. Uma cópia permanecerá no centro.

Além das atividades listadas acima, o monitor seguirá as leis locais conforme especificado no SOPs.

Visita Final de Monitorização

Esta visita será formal e realizada depois que todos os sujeitos da pesquisa tenham completado o estudo, assegurando-se que todos os dados foram verificados e coletados.

Um centro de estudo não deverá ser fechado antes que todos os questionamentos nesse centro sejam resolvidos, que toda documentação no arquivo do investigador e arquivo-mestre do estudo esteja completa, que a contabilidade da medicação tenha sido realizada e o produto em investigação remanescente tenha sido devolvido ao patrocinador. Na visita final de monitorização, o monitor deverá lembrar o investigador de suas obrigações quanto ao arquivamento. A visita final deverá, ao menos, cobrir todos os aspectos da lista de checagem (*check-list*) da visita final de monitorização.

O investigador deve completar um resumo do estudo documentando seu encerramento oficial e fornecendo um resumo do *status* dos voluntários envolvidos no estudo. Esse relatório deve ser submetido ao CEP e ao patrocinador.

Relatórios de Monitorização

O monitor deve documentar cada visita de monitorização ou comunicação pertinente com investigador relacionada ao estudo; deve fazer um relatório por escrito. Deve-se, pelo menos, cobrir todos os itens do respectivo sistema de lista de checagem de monitorização (*check-list*).

Os relatórios das visitas serão distribuídos ao responsável do estudo. A revisão e *follow-up* serão documentados pelo responsável pelo estudo com assinatura e data no relatório de monitorização, que averiguará se as questões pendentes dos relatórios anteriores foram acompanhados.

Os relatórios indicarão a data, o centro, nome do monitor e nome do investigador ou outro indivíduo no centro que foi contatado durante a visita. Os relatórios serão assinados e datados pelo autor e o responsável pelo estudo. Deve-se incluir no relatório um resumo de todo o procedimento que foi revisado pelo monitor e relatar todos os achados, fatos significativos, desvios e deficiências, conclusões, ações adotadas ou a serem adotadas/recomendadas para garantir que as mesmas sejam retificadas.

Todos os relatórios serão arquivados no arquivo-mestre do estudo e no arquivo do investigador. O relatório da visita de iniciação também será fornecido ao investigador para seu arquivo.

15

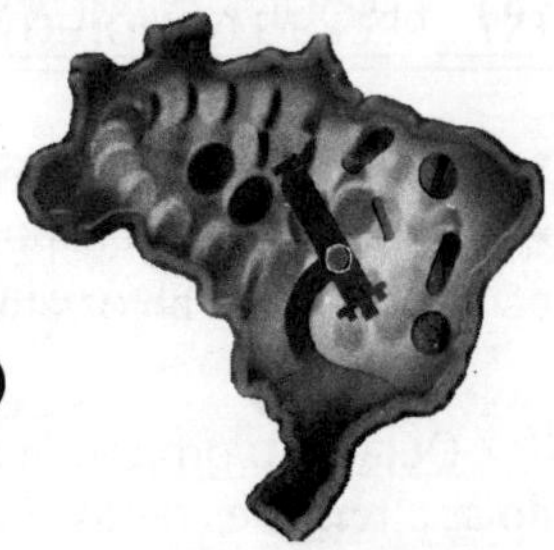

ORÇAMENTO DE UM ESTUDO CLÍNICO

Renata Berardocco
Christina Góes

INTRODUÇÃO

O orçamento é parte integrante fundamental de qualquer projeto de pesquisa e, na pesquisa clínica em especial, além de ser submetido ao patrocinador para solicitação de recursos, é um dos documentos exigidos pelo Comitê de Ética em Pesquisa da instituição, pela Comissão Nacional de Ética em Pesquisa e pela Agência Nacional de Vigilância Sanitária do Ministério da Saúde, quando da análise e eventual aprovação do estudo.

O orçamento deve responder às seguintes questões:

- Quanto vai ser gasto no projeto?
- Em quê?
- Por quanto tempo esses recursos serão necessários?
- De onde virão?

Qualquer que seja o patrocinador do estudo – uma instituição de fomento à pesquisa, uma agência governamental ou uma companhia farmacêutica – a questão do custo é fundamental e deve ser respondida de forma clara, objetiva e cuidadosamente acompanhada durante todo o desenvolvimento do projeto. Um orçamento mal feito ou mal administrado pode inviabilizar um projeto originalmente muito bom.

O primeiro rascunho do orçamento é preparado na fase de planejamento da pesquisa antes mesmo de o projeto final estar definido; servindo para dar uma noção do volume de recursos envolvidos, orientando a busca do patrocinador e a própria organização da pesquisa.

Os itens fundamentais nessa etapa, assim como na versão final, são:

- Duração prevista do projeto: data estimada de início e final do estudo.
- Custo da consulta médica.
- Tipo e freqüência das avaliações necessárias.
- Recursos humanos.
- Equipamentos.
- Medicamentos.

- Custos administrativos.
- Outros custos: transporte e alimentação de pacientes, transporte de amostras biológicas, preparo e impressão de material gráfico, impostos e taxas de importação, etc.

Quando o projeto final estiver pronto, o orçamento deve ser revisto e ajustado às alterações feitas. É importante fazer um cronograma dos gastos previstos e adequá-lo à liberação esperada dos recursos. Em geral as agências financiadoras têm formulários próprios para a confecção e apresentação dos orçamentos.

ESTABELECENDO O CUSTO DE UM ESTUDO CLÍNICO

A confecção de uma planilha de custos eficiente ajuda inicialmente a estimar os gastos e, durante o estudo, a gerenciar os recursos.

A planilha deve conter as seguintes informações:

- Duração prevista do projeto: período em que os recursos já devem estar liberados. Orienta o cronograma dos gastos uma vez que a compra/importação de equipamentos, de medicamentos e material para o estudo é planejada para coincidir com a liberação das parcelas específicas. Gastos regulares com pagamento de pessoal, transporte, alimentação e avaliações de pacientes devem ter provisão garantida e disponível mensalmente.
- Número de instituições envolvidas.
- Número total de pacientes previstos.
- Prazos de inclusão, tratamento e seguimento dos pacientes após o tratamento.

Os itens seguintes podem ser agrupados em:

A – **Custo por paciente**, que inclui:

- O pagamento do médico ou do profissional que vai avaliar o paciente. É muito importante que o valor pago seja justo, remunere o profissional pelo seu serviço e por todo o trabalho adicional implícito na condução de uma pesquisa envolvendo seres humanos (preparação de documentação para comitês de ética, autoridades regulatórias, contratos, etc.).
- As avaliações previstas para cada paciente, alocando recursos conforme o protocolo durante todo o estudo. Pode-se tomar como base de referência de preço as tabelas do SUS e/ou dados de mercado. É provável que nem todos os pacientes efetivamente façam todas essas avaliações, mas é mais seguro alocar recursos para tudo que está previsto no protocolo.
- Custos de transporte e alimentação do paciente conforme previsto na legislação. É válido lembrar que pacientes pediátricos ou muito fragilizados devem vir acompanhados por um adulto cujos gastos de transporte e alimentação também devem ser ressarcidos.
- Custos de hospitalização, se prevista no protocolo.

B – **Custos fixos do estudo:**

- Recursos humanos: cada protocolo requer a participação de profissionais específicos dependendo do desenho do estudo e das avaliações pedidas (por exemplo, aplicar/avaliar questionários de qualidade de vida, de dor, etc., aplicar testes, preparar e infundir a medicação, coletar sangue, preparar e enviar amostras biológicas). Nesse item destaca-se o coordenador do estudo, que tem participação fundamental na supervisão geral das atividades desde a preparação dos documentos para o comitê de ética, agendamento de pacientes para as diversas avaliações, preenchimento de fichas clínicas, cuidados com a contabilidade da medicação e alimentação dos bancos de dados. O orçamento deve prever o pagamento de todos os envolvidos por procedimento ou por paciente durante todo o período do estudo.
- Equipamentos: prever neste item os aparelhos necessários para equipar o laboratório e conduzir a pesquisa, como, por exemplo, congeladores, geladeiras, capela com fluxo laminar, centrífugas, balanças, agulhas de biópsia, etc. Podem-se incluir aqui o material de laboratório, reagentes e *kits* para testes específicos.
- Medicamentos: todos os medicamentos necessários para a condução do estudo, incluindo o que se quer estudar, o comparativo, o medicamento de resgate e medicamentos de suporte.
- Custos administrativos: estão incluídos aqui todos os gastos com taxas das agências regulatórias, custos com telefone, fax, correio, *motoboys*, etc.
- Outros: transporte de amostras biológicas que necessitem ser analisadas em outro país ou em laboratório central no país onde o estudo esteja sendo conduzido. Esse custo é bastante alto porque o transporte deve ser feito por companhias especializadas em embalagens adequadas e, muita vezes, as amostras devem ser mantidas refrigeradas ou congeladas.
  - Preparo e impressão de material gráfico do estudo como fichas clínicas, diários do paciente, questionários de qualidade de vida, etc.
  - Custos de importação, impostos, despachantes aduaneiros, armazenagem e transporte de medicação, equipamentos ou material do estudo que necessitem ser comprados fora do país.

Cada estudo clínico tem peculiaridades que devem ser levadas em conta no orçamento.

É prudente considerar uma margem de pelo menos 5% sobre o custo total estimado para o estudo a fim de cobrir emergências e situações imprevisíveis durante o planejamento.

ESTUDOS MULTICÊNTRICOS INTERNACIONAIS

Um dos custos mais importantes da indústria farmacêutica é aquele relacionado ao desenvolvimento de novas drogas. O desenvolvimento clínico é responsável por 40% dos custos totais do desenvolvimento de uma nova droga.

No desenvolvimento clínico, a grande porcentagem do custo recai sobre o custo por paciente; entretanto, os custos podem aumentar de acordo com o tamanho e complexidade de um estudo, análise farmacoeconômica, locação geográfica, mercado, etc.

Partindo das premissas acima pode-se afirmar que o cálculo correto/justo do orçamento dos estudos impacta diretamente no resultado da empresa.

Para fins didáticos utilizaremos os termos <u>custos internos</u>, que são aqueles relacionados a monitorização de estudos clínicos e sobre os quais discorreremos pouco e <u>custos externos</u> que são aqueles relacionados diretamente ao projeto em questão.

Custos Externos

Os custos externos relacionados diretamente ao projeto são:

- Custo de cada paciente por visita.
- Laboratório.
- Custos administrativos (taxas na ANVISA, etc.).
- Tradução (para protocolos internacionais).
- Reunião de investigadores (viagens, hotel, alimentação, etc.).
- Custos de importação.
- Envio de amostras.
- Medicações.
- CRO (se necessário).
- Custo de transporte e alimentação dos sujeitos da pesquisa.
- Equipamentos (se necessário e aplicável), entre outros diretamente relacionados ao projeto.

Uma questão de relativa importância é como calcular esses custos externos de forma a não inflacionar o mercado, mantendo assim, uma coerência. Para isso, existe no mercado um banco de dados chamado PICAS (Pharmaceutical Information and Costs Analysis Service) – Serviço de análise de custo e informação farmacêutica – que contém informações de mais de 60 empresas farmacêuticas, criado pela empresa Data Edge, LLC, em meados de 1980, quando esta detectou a necessidade das indústrias farmacêuticas em melhor controlar, avaliar e gerenciar seus custos de desenvolvimento de novas drogas.

Esse banco de dados contém informações dos custos diretamente relacionados ao projeto em análise, permitindo melhor negociação com o investigador e centro de pesquisa, bem como uma coerência global dos valores utilizados.

Custos Indiretos

São os custos relativos a operacionalização dos estudos clínicos e incluem:

- Salários (basicamente dos monitores).
- Viagens.
- Despesas com acomodação e alimentação.
- Treinamento de capacitação, entre outros.

CONCLUSÃO

Um orçamento competente não é o único fator de sucesso numa pesquisa clínica, mas certamente será fatal se for mal planejado ou mal administrado.

As questões de orçamento, porém, não se limitam ao planejamento e à administração de recursos, avançando pelo campo da ética e abrindo espaço para discussões férteis.

É importante manter sempre absoluta transparência e responsabilidade em todas as etapas e com todos os envolvidos: o investigador e seus colaboradores, a instituição, o Comitê de Ética em Pesquisa, as agências regulatórias e o patrocinador, se houver. A origem e o destino dos recursos devem ficar sempre muito clara e os registros disponíveis para auditorias e questionamentos.

Receber recursos não deve ser fator de constrangimento, mas uma questão a ser tratada de forma ética e responsável, sobretudo discutida sem subterfúgios, uma vez que todos têm a aprender nesse assunto relativamente novo nos meios de pesquisa. A experiência vivida em cada processo agrega conhecimento e segurança para os seguintes.

A condução responsável de um estudo clínico é elemento de aprimoramento profissional e da instituição que o abriga. Trabalhar bem com o orçamento é um dos muitos desafios que se apresentam nesse percurso.

16

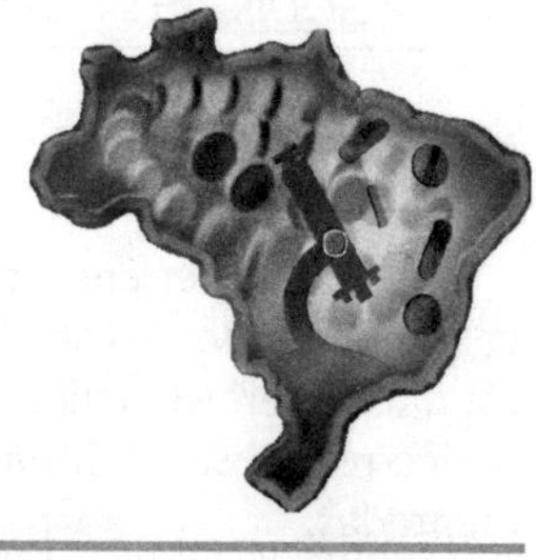

ENTRADA DE DADOS NO SISTEMA CENTRAL

Kleber Castilho

DESENHO DO CRF/BASE DE DADOS

Quando se tem o protocolo do estudo com o qual se vai trabalhar podemos começar a desenhar o CRF/Base de Dados. Neste momento devemos ter muito cuidado para que todas as atividades que serão realizadas no CRF estejam descritas também na base de dados do estudo clínico.

Responsabilidades no momento da criação de um CRF/Base de Dados:

- Muita atenção ao determinar o desenho de um CRF e das estruturas relacionadas à base de dados.
- Ter suporte do pessoal envolvido no protocolo, estruturar os módulos do CRF e a base de dados de acordo com o projeto e as necessidades do estudo em questão.
- Manter contato com a equipe do estudo e com o bioestatístico responsável pelo estudo.
- Definição da estrutura principal do estudo.
- Garantir que seja feito cuidadosamente o CRF completo do estudo e sua base de dados.

Todos os CRFs e as bases de dados de todos os estudos clínicos são planejados e antecedem o início do estudo (primeiro paciente a entrar no estudo). O CRF ou a base de dados não podem conter estruturas que não estejam definidas no padrão do patrocinador. Para um novo perfil das estruturas definidas, necessitaremos de aprovação.

Padronização da estrutura dos dados. Existe um padrão, um conjunto de estruturas, que deve estar presente em todos os CRFs e nas bases de dados que são usadas em qualquer estudo clínico; quando ocorre a necessidade de uma nova estrutura ser adicionada ao CRF/Base de Dados, esta precisará ser definida/aprovada e poderá ser potencialmente usada novamente dentro de um novo estudo que se tenha no futuro.

Durante o desenho do CRF/Base de Dados levam-se em conta todas as estruturas de dados específicas do estudo, todos os padrões de segurança e todas as características específicas do estudo que serão usados para as medidas de eficácia do estudo.

Tem-se experiência de que, durante o andamento do estudo, qualquer possível modificação da estrutura pode resultar em alterações nos padrões do projeto, que devem ser cuidadosamente analisadas por toda a equipe e pelo bioestatístico responsável. Todas as alterações devem ser analisadas, aprovadas e documentadas.

INÍCIO DO PROCESSO DE DESENHO DO CRF E DA BASE DE DADOS

Devemos ter uma pessoa responsável pelo processo de desenho do CRF/Base de dados, que estará solicitando apoio quando necessário para sanar suas dúvidas com relação ao estudo no CRF/Base de Dados. O CRF é um dos principais documentos; assim, deverá ser produzido de modo que tenhamos tempo suficiente para realizar sua revisão e posterior discussão das dúvidas. É recomendado que se inicie o desenho do CRF/Base de dados assim que se tenha o rascunho quase final do protocolo de estudo. O processo de desenho do CRF e da base de dados deverá ser documentado e mantido em arquivo.

A conclusão do CRF/Base de dados para o estudo deve ser feita assim que se tenha o protocolo final disponível, uma vez que precisamos ter certeza de que nada mais foi adicionado ou retirado do protocolo, garantindo assim que o CRF final e a base de dados estarão prontos e disponíveis dentro do prazo previsto.

ACRÉSCIMO DE NOVAS ESTRUTURAS NO CRF/BASE DE DADOS

A equipe responsável pode estar indicando novas páginas para compor a estrutura do CRF, através da inserção de novas informações em páginas já existentes ou ainda propondo a criação de novas páginas que farão parte do estudo.

O pessoal responsável pelo desenho do CRF/Base de Dados, de posse da cópia do rascunho do protocolo do estudo, checará a aderência junto às alterações e inserções que tenham sido feitas no padrão do estudo existente. A checagem da aderência é feita por uma pessoa autorizada e é baseada em todas as regras já existentes na empresa. Todas as dúvidas com relação às partes não aderentes serão resolvidas com o pessoal do estudo.

Quando pronto, o CRF deverá conter:

- Toda a estrutura que é padrão do patrocinador sem repetição de visitas.
- Toda a estrutura que foi adicionada para este estudo, novas páginas.
- Novos itens dentro das páginas existentes.
- Caso necessário, nova lista de códigos.
- Atualizar o sumário dos itens com as atualizações feitas nas páginas do estudo.

Após todas as mudanças terem sido realizadas, o CRF final proposto/Base de dados proposta devem ser autorizados, assinando-se e documentando-se a liberação destes para o uso.

CONCLUSÃO DO CRF/BASE DE DADOS

O resultado da checagem da aderência será enviado aos responsáveis pelo estudo para que sejam regularizadas e resolvidas as dúvidas que foram identificadas; caso tenhamos alguma dúvida que não seja resolvida, esta será encaminhada ao Diretor responsável pelo desenho do estudo para que seja encontrada uma solução.

Após todas as dúvidas identificadas terem sido resolvidas, podemos dizer que o CRF/Base de Dados foi liberado, mas isso não isenta o preenchimento de toda a documentação para a sua liberação.

Após a definição de que a Base de Dados (sistema da base de dados clínica e laboratorial) está completa, o CRF está pronto para ser impresso e obter sua aprovação final. A condução do estudo deve ser feita usando-se o CRF final aprovado.

Devemos então prosseguir com a reprodução de todos os CRFs. Devemos ter assegurado que a impressão dos CRFs será feita de tal maneira que cada CRF venha a conter todas, e somente, as páginas do estudo em questão, na ordem correta, com a qualidade de impressão adequada.

O término da produção dos CRFs deve ser documentado no estudo.

Normalmente o idioma do CRF é o inglês. Caso sejam necessárias traduções para outros idiomas, estas podem ser feitas após conversas da equipe local com a da matriz.

O desenho do CRF será feito com uma ferramenta única e será fornecido de forma global, com todos os seus módulos, assegurando que um estudo internacional terá as mesmas características em qualquer local em que esteja sendo realizado. Os CRFs serão fornecidos como parte do estudo aos investigadores.

Todas as ferramentas usadas estarão de acordo com as exigências de normatização e qualidade exigidos pelo patrocinador, e ainda quanto ao preenchimento, exatidão, confiança e consistência pretendida para a realização. As ferramentas devem ser validadas e documentadas de acordo com o ICH GCP e com as orientações do patrocinador por meio de seus representantes localmente instituídos.

PREENCHIMENTO DO CRF/BASE DE DADOS

Todo cuidado possível deve ser tomado para tornar o CRF agradável de ser usado e auto-explicativo. Qualquer orientação adicional para os investigadores, quanto ao preenchimento do CRF, deverá ser desenvolvida pela Equipe do Estudo local; essas instruções devem ser passadas antes do início do estudo aos investigadores e podem incluir uma descrição específica do protocolo de estudo e os possíveis achados clínicos e laboratoriais.

Quanto maior o grau de conhecimento dos investigadores com relação ao protocolo, quanto mais preparados eles estiverem para preencher os CRFs e quanto menos dúvidas tiverem, melhor será a qualidade da informação e menor será o trabalho no momento da digitação, devido ao pequeno índice de problemas que serão identificados.

Todas as questões comentadas até o momento estendem-se às emendas do protocolo. É responsabilidade da equipe do estudo discutir os impactos dessas emendas nas fichas/base de dados e suas possíveis conseqüências para a definição do CRF e/ou para a base de dados.

ORGANIZAÇÕES DE PESQUISA CONTRATADA (CROS)

Quando se trabalhar com CROs, será responsabilidade da equipe do estudo assegurar que as definições do CRF e da base de dados sejam aderentes ao padrão da empresa contratante (patrocinador), que todos os padrões do projeto sejam considerados e que os dados resultantes do estudo possam ser carregados no sistema da base de dados clínico do patrocinador sem qualquer perda de informação, com a mesma qualidade que se faria internamente e respeitando-se todos os conceitos de ética, bem como os prazos preestabelecidos e orientações de contratos.

ARQUIVO DOS DOCUMENTOS GERADOS DESDE O DESENHO DO CRF/BASE DE DADOS

É responsabilidade da equipe do estudo orientar seus membros de que toda documentação gerada durante esse período, bem como seus pedidos de alteração, aprovações, documentos criados e/ou usados e toda correspondência escrita relevante do processo de desenho do CRF e da base de dados devem estar arquivados.

Uma cópia do CRF final e das correspondências relacionadas deve ser armazenada no Arquivo do Estudo.

ENTRADA DE DADOS NO SISTEMA CENTRAL

Quando analisarmos os dados, poderemos encontrar alguns tipos de discrepâncias que devem ser administradas de formas diferentes. Veja a seguir.

➤ Discrepâncias TIPO 1:

- Podem ser resolvidas pela equipe do estudo, porque a resolução é óbvia, ou consultando-se o CRF.
- Erros de lingüística, usando o bom-senso.
- Unidades (por exemplo, altura, peso, temperatura, entre outras), se elas estiverem faltando e a informação for verificável.
- As iniciais podem ser corrigidas em uma determinada página se estiver muito claro que é possível pela indicação nas outras páginas.
- Questões que estão indicadas como NÃO, mas há dados presentes.

➤ Discrepâncias TIPO 2

A serem resolvidas pelo monitor sem devolução ao investigador para verificação. As discrepâncias Tipo 2 normalmente não resultam em alteração da base de dados e comumente verificam-se os dados existentes que podem estar fora da variação de exatidão, baseados em dados de suporte do CRF ou quando outra informação de suporte (documentação) estiver disponível.

➤ Discrepâncias TIPO 3

A serem resolvidas pelo investigador.

Algumas vezes durante o estudo poderemos nos deparar com pacientes que estarão relatando fatos/procedimentos que não eram permitidos durante a condução do estudo, mas que, em determinado momento, foram realizados; desta forma esses aspectos devem ser aceitos como são, mesmo que gerem uma inconsistência dos dados.

É responsabilidade da equipe do estudo gerar relatórios de discrepâncias e esclarecer todas elas até que seja obtida uma resolução.

A validação dos dados é feita após a entrada de dados resultar na discrepância da informação. A equipe do estudo identifica e resolve as discrepâncias tipo 1, gera relatórios de discrepâncias e fornece-os para o membro apropriado da Equipe do Estudo para classificação das discrepâncias tipo 2 ou 3. Esta informação deverá estar disponível na base de dados clínica e no sistema. Após isto ter sido feito, o monitor organiza a distribuição das discrepâncias e entrega para o investigador para resolução e *status* da informação, que será atualizado na base de dados clínica.

O monitor é responsável pelo fornecimento imediato das discrepâncias ao investigador do estudo, e este é responsável por retornar as discrepâncias resolvidas à equipe do estudo. As discrepâncias devolvidas serão revisadas pela equipe do estudo quanto ao conteúdo; as correções dos dados são realizadas e os dados não resolvidos serão marcados, e isto será questionado novamente ao investigador até que se consiga uma resposta para o correto preenchimento da base de dados clínica.

Pelo banco de dados clínico temos condições de rastrear todas as discrepâncias que tenhamos no estudo/ banco de dados. A equipe tem uma pessoa responsável por todas as correções que ocorram na base de dados clínica e pela documentação adequada disto.

O banco de dados do estudo possui um dicionário global de dados, que é um sistema em rede, mantido centralmente e contendo os módulos de termos clínicos, de medicações e os assuntos relacionados aos dados usados em estudos clínicos.

GERENCIAMENTO DAS TAREFAS DURANTE O PROCESSO DE ENTRADA DE DADOS

As seguintes atividades devem ser organizadas durante a condução do Gerenciamento de Dados:

- Todo pessoal deve receber treinamento relacionado ao estudo (por ex.: se os procedimentos mudarem durante o estudo, deverá ser providenciado um treinamento adicional).
- Deve haver a coordenação da entrada de dados.
- Deve-se corrigir e/ou pedir correção das discrepâncias.
- Deve-se realizar a codificação de todos os termos não encontrados no *check list* do sistema.
- Gerenciamento de itens adicionais, planejados após o início do estudo.
- Gerenciamento da transferência de dados.
- Manutenção da entrada dos dados no sistema de dados do estudo.
- Documentação dos desvios do protocolo e envio dos dados dos pacientes aos grupos de análises.
- Iniciação e coordenação do processo de liberação dos dados.
- Supervisão da Organização de Pesquisa Contratada (CRO) (se aplicável).
- Realização de controle de qualidade.

Todos os CRFs recebidos bem como suas páginas devem ser processados originando a captura dos dados. Todos os dados devem ser inseridos de acordo com o método escolhido; preferencialmente, uma vez os dados inseridos, deverão ser revisados por outra pessoa (diferente daquela que os inseriu), para verificação.

No caso de problemas sem resolução, durante o processo da inserção de dados, eles devem ser assinalados na base de dados clínica e devem ser resolvidos pelo membro apropriado da equipe do estudo.

CRFs originais devem ser manuseados de acordo com os procedimentos de trabalho locais e devem ser fornecidos à pessoa responsável pelo arquivo deste material. Qualquer verificação tipo 1,2 ou tipo 3 deve ser documentada em um formulário de correção, datado e assinado.

Em alguns estudos poderemos estar trabalhando com a entrada remota de dados.

VALIDAÇÃO DOS DADOS

Durante todo o processo de validação dos dados, acontece uma contínua revisão pelo pessoal do estudo qualificado para itens especiais de texto: história médica, exames físicos, medicações e eventos adversos, de maneira a fazer uma verificação da consistência dessa informação. A pessoa responsável revisará os casos por meio da ferramenta de revisão da base de dados clínica ou pelas listagens impressas dos dados. De qualquer forma, a revisão e seu resultado serão documentados e as listagens também serão arquivadas.

O relatório final de discrepância será elaborado para garantir que não haverá problemas pendentes quando todos os dados internos tiverem sido inseridos, validados e integrados.

Se precisar ser feita alguma alteração no programa de validação após eles terem sido finalizados e encaminhados para produção, eles precisam ser aprovados pela equipe do estudo, documentados com uma descrição da alteração, quem iniciou a alteração e porquê.

GERENCIAMENTO DA TRANSFERÊNCIA DOS DADOS

As especificações para o formato dos dados são definidas durante as fases iniciais de planejamento de um estudo. Os padrões globais para transferência dos dados devem ser seguidos. A pessoa responsável pela transferência dos dados (tanto recebendo quanto enviando os dados) para e de centros externos deve ser identificada pela equipe do estudo.

Uma verificação da estrutura dos dados contra as especificações finalizadas para a transferência dos dados será realizada (por exemplo, checagem do preenchimento, compatibilidade com a estrutura planejada dos dados, entre outras). Os resultados serão listados e comunicados à equipe do estudo.

O recebimento de arquivos de dados será documentado com a seguinte informação: tipo de mídia/meio de recebimento (por exemplo, disquete, CD-ROM, arquivo de e-mail), data do recebimento, fonte, conteúdo.

Após a resolução de todos os desvios, os dados serão executados na base clínica. A equipe do estudo será informada e as execuções dos dados serão armazenadas pela equipe técnica responsável.

Listagens de dados individuais de pacientes são, algumas vezes, necessárias para submissão nos EUA (listagem de arquivo, nos EUA) ou solicitadas para revisão dos dados e devem ser idealizadas nos estágios iniciais do planejamento das submissões. A equipe do estudo é responsável por fornecer os documentos em papel ou meio eletrônico à pessoa. Para todos os outros estudos, a base de dados deverá ser planejada de maneira a permitir uma rápida recuperação da informação do sujeito da pesquisa.

CONTROLE DE QUALIDADE

É responsabilidade da equipe do estudo definir a extensão e conteúdo das avaliações do controle de qualidade de acordo com o SOP de "Gerenciamento dos Dados". A equipe do estudo é responsável pela realização da monitorização das atividades de Gerenciamento de Dados e pelas avaliações adequadas do controle de qualidade, como definido na fase de planejamento do estudo. As avaliações do controle de qualidade deverão ser realizadas por outra pessoa que não a que realiza as respectivas tarefas. A extensão e os resultados serão documentados.

17

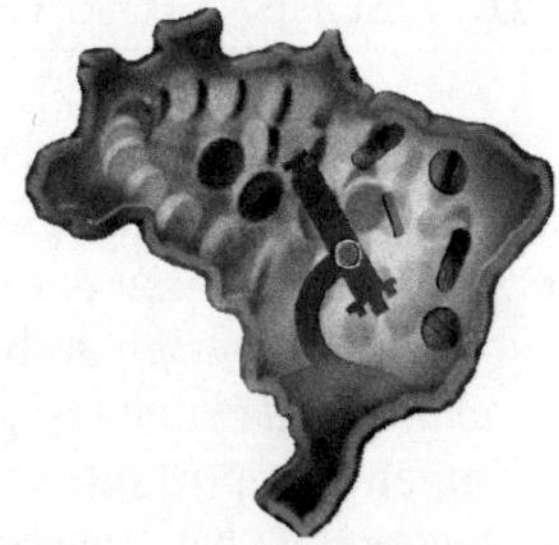

AUDITORIAS NOS ESTUDOS CLÍNICOS

Renata Berardocco

INTRODUÇÃO

A Food and Drug Administration (FDA) iniciou os processos de auditoria em estudos clínicos em 1962. Durante 10 anos, poucos centros foram auditados pois somente médicos poderiam fiscalizar o trabalho de outros médicos. Em 1972, a FDA mudou sua norma, permitindo que auditores não médicos auditassem os estudos/investigadores. Este fato aumentou significantemente o número de auditorias realizadas. Os auditores reportam fatos, mas não fazem julgamento médico.

Em 1977, a FDA estabeleceu auditorias como uma rotina em estudos clínicos. O programa estabelecido envolve a auditoria nos centros de pesquisa, patrocinadores, laboratórios pré-clínicos, laboratórios clínicos e Comitês de Ética.

A garantia de colocar uma droga segura e eficaz no mercado faz com que as auditorias sejam essenciais no processo de desenvolvimento clínico.

Auditoria, segundo o ICH GCP (norma 1.6), é uma verificação sistemática e independente de atividades e documentos relacionados ao estudo para determinar se o estudo em questão foi conduzido, documentado, analisado e precisamente reportado de acordo com o protocolo, normas operacionais-padrão do patrocinador, boas práticas clínicas e normas regulatórias aplicáveis.

Os principais objetivos de uma auditoria são:

- Proteger os direitos e bem-estar dos sujeitos que participam de estudos clínicos.
- Verificar a integridade e qualidade dos dados submetidos.

Uma auditoria pode ser realizada durante e após a submissão dos dados para análise por parte das autoridades regulatórias e podem ser parte de um programa de qualidade (rotina) ou devidas a suspeitas, auditorias prévias ou em produtos economicamente importantes. Neste capítulo vamos abordar auditorias em centros de estudo e auditorias nos Comitês de Ética.

TIPOS DE AUDITORIAS

Basicamente, as auditorias podem ser:

- *Auditorias de rotina:* geralmente chamadas de inspeção para validação de dados. São conduzidas em centros escolhidos aleatoriamente como parte de um programa de qualidade. Com isso, a FDA visa a garantir que as drogas aprovadas sejam cientificamente válidas e que os direitos dos sujeitos da pesquisa sejam atendidos.

- *Auditorias com causa:* onde há indícios de falta de veracidade das informações bem como perigo ao bem-estar dos sujeitos envolvidos.
- *Auditorias de produtos "sensíveis":* ou seja, produtos cientificamente e economicamente importantes.
- *Auditoria de bioequivalência e biodisponibilidade:* é um quarto tipo de auditoria, citada por alguns autores.

A auditoria visa a determinar se há violação da lei e fazer com que o centro auditado manifeste ações corretivas voluntárias. Deve-se sempre procurar identificar vulnerabilidades potenciais por meio de auditorias internas, identificação de fraquezas e falhas, correções e plano de ação corretivo.

Uma auditoria é basicamente constituída de:

- Inspeção dos documentos/dados do estudo. A FDA compara os dados submetidos com os documentos-fontes (documentos originais). Essa inspeção ocorre no centro de estudo e no patrocinador.
- Entrevista com o investigador principal e equipe.

Durante uma auditoria, os aspectos avaliados são:

— Documentos-fonte (prontuário, laudo de exames, memorandos, correspondências, traçados de equipamentos automáticos, etc.).
— Processo de obtenção do Termo de Consentimento Livre e Esclarecido
— Modo e tempo de coleta de dados.
— Aderência ao protocolo.
— Relato de eventos adversos sérios.
— Contabilidade da medicação em estudo.
— Requerimentos regulatórios locais e internacionais.
— Aprovação do protocolo e emendas.
— Gerenciamento do estudo (adequada supervisão e delegação por parte do investigador).
— Interação entre o monitor do estudo e o investigador.
— Estrutura do centro (local de armazenamento da droga, equipamentos, local para armazenamento de documentos, etc.).
— Arquivo do estudo (como os documentos são arquivados, se os materiais/documentos do estudo estão em local acessível aos integrantes do estudo e restrito aos demais).
— Treinamento da equipe.
— Qualificação do investigador e da equipe.
— Declaração de não interesse financeiro.

A FDA pode checar todos os documentos pertinentes ao estudo. Não podem checar dados:

— Financeiros e de vendas.

— Dados de pesquisa e desenvolvimento ainda não submetidos
— Dados pessoais da equipe envolvida no estudo (por exemplo, salários)
— Outros dados não relacionados ao estudo em questão

Um auditor não checa 100% dos pacientes. Geralmente, são verificados 10-20% do total de dados gerados; podem ser checados os dados completos dos sujeitos da pesquisa ou 100% de alguns dados críticos de todos os sujeitos. Alguns autores revelam que este número é capaz de indicar o seguimento do protocolo bem como apontar algumas deficiências.

Os casos a serem checados são escolhidos aleatoriamente, a menos que alguma falha e/ou problema tenha sido previamente detectado. A FDA procurará um padrão ou prática e não um caso isolado.

AUDITORIAS COM CAUSA

Alguns fatores determinam a realização de uma auditoria denominada "com causa". Os principais são:

— Muitos pacientes incluídos em um único centro.
— Muitos pacientes incluídos num curto espaço de tempo.
— Dados muito perfeitos.
— Muitos pacientes descontinuados.
— Investigador envolvido em muitos estudos.
— Investigador conduzindo estudo fora da sua área de competência.
— População atípica: muitos pacientes com condições clínicas semelhantes, que pode ser devido ou a uma falsa interpretação dos critérios de inclusão ou até a "fabricação" de dados.
— Resultados inconsistentes com os de outros centros. Exemplo: poucos eventos adversos quando comparado ao índice relatado por outros investigadores do estudo.
— Dados laboratoriais uniformes, não compatíveis com a variabilidade natural de uma população.
— Deficiências relatadas pelo patrocinador à FDA.
— O sujeito da pesquisa contata a FDA e alega violações dos seus direitos.

Nas auditorias com causa, o número de casos avaliados é maior que nas auditorias de rotina. Em alguns casos mais sérios, todos os casos podem ser revistos. Nesse caso, os auditores da matriz acompanham os auditores regionais da FDA.

AUDITORIAS DE PRODUTOS "SENSÍVEIS"

São auditorias de produtos economicamente importantes que afetem significativamente a terapêutica até o momento estabelecida.

Para esses produtos pode haver interesse econômico das partes envolvidas e, conseqüentemente, auditorias são importantes no aspecto que tange a acurácia e veracidade dos dados submetidos.

PROGRAMA DE AUDITORIAS DE BIOEQUIVALÊNCIA E BIODISPONIBILIDADE

Esse tipo de auditoria difere das demais, uma vez que envolve a estrutura analítica, além da estrutura clínica.

Embora nem todos os autores o mencione, esse programa é importante, uma vez que uma nova droga pode ser aprovada com base em um único estudo desse tipo, e requerem a participação de um especialista da FDA.

Nesse tipo de auditoria são verificados:

- Aprovação no Comitê de Ética.
- Presença de supervisão médica.
- Bem-estar e direitos dos sujeitos da pesquisa.
- Condição das amostras a serem analisadas.
- Qualificação dos técnicos que realizam as análises.
- Controle de qualidade das técnicas utilizadas.
- Curvas-padrão utilizadas.
- Tecnologia utilizada.
- Procedimentos operacionais-padrão.
- Documentação dos resultados.

COMO SE PREPARAR PARA UMA AUDITORIA DA FDA?

Em primeiro lugar, planeje! A FDA comunica a auditoria antes de realizá-la.

Estabeleça quem vai assistir o auditor, acessar os dados, fotocopiar os documentos para a FDA, centro de estudos e patrocinador; e treine/informe sua equipe. Tenha a certeza de que pessoas-chave estarão disponíveis durante a auditoria.

Aspectos físicos da auditoria, tais como: local da auditoria, telefone, máquina de fotocópia, fax, devem também ser considerados.

No entanto, a melhor forma de estar sempre preparado para uma auditoria da FDA é estabelecendo um programa de qualidade.

LIDANDO COM OS AUDITORES DA FDA

- Tenha documentos em mãos.
- Demonstre que o investigador principal está informado do que está acontecendo no estudo.
- Não forneça informação voluntariamente, sem ser requisitado.
- Dê acesso ao telefone, fax e cópias.
- Não fotografe ou filme os auditores.
- Não ofereça nada ao auditor, como, por exemplo, brindes ou *souvenires*, mesmo em datas especiais.

Durante a entrevista:

- Escute a pergunta.
- Fale a verdade! Sempre!

ACHADOS DE AUDITORIAS

Os achados de auditoria mais comuns são (Fig. 17-1):

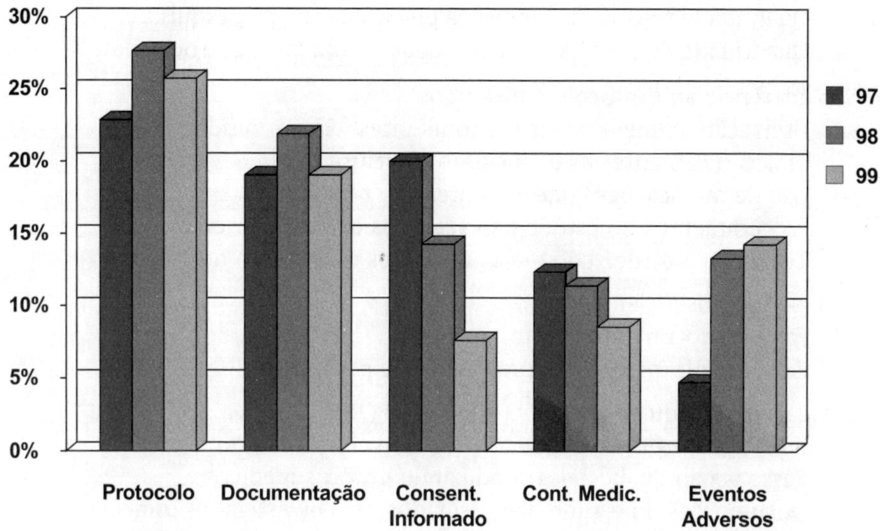

Fig. 17-1. Achados em auditorias da FDA, de 1997 a 1999. Fonte: FDA – Junho, 2000.

- Processo e documentação deficiente nos Termos de Consentimento Livre e Esclarecido (TCLE) tais como:
  - — Processo inadequado de obtenção do consentimento.
  - — Falta da pessoa de contato, em caso de dúvidas, por parte do sujeito da pesquisa.
  - — Linguagem inadequada aos sujeitos da pesquisa.
  - — Cópia do consentimento não fornecida ao paciente.
  - — Versão não atualizada assinada pelo paciente.
  - — Descrição insuficiente dos procedimentos da pesquisa.
  - — Falta da cláusula de compensação.
  - — Consentimento não obtido.
  - — Descrição de procedimentos alternativos incompleta.
  - — TCLE com datas posteriores aos procedimentos da pesquisa.

Até 1997, a obtenção do consentimento informado era o campeão de achados por parte da FDA. O treinamento e a conscientização da importância da correta obtenção do TCLE reduziu significativamente os achados deste item em auditorias realizadas em 1998 e 1999.

- Contabilidade da medicação:
  - — Quantidade dispensada aos sujeitos da pesquisa.
  - — Medicação dispensada incorretamente.
  - — Documentação de envio/recebimento da medicação faltante.
  - — Controle da medicação preenchida pelos monitores.
  - — Quantidade retornada não usada pelos sujeitos da pesquisa.
  - — Quantidade de medicação não usada retornada ao patrocinador.
- Não aderência ao protocolo em estudo:
  - — Utilização de medicações concomitantes não permitidas.
  - — Violação dos critérios de inclusão e exclusão.
  - — Uso de medicações concomitantes não relatadas.
  - — Procedimentos do estudo não seguidos corretamente.
  - — Testes de gravidez não realizados antes da inclusão no estudo.
- Dados-fonte insuficientes:
  - — Falta de documentos-fonte.
  - — Falta de informações no prontuário do paciente.
- Delegação inadequada por parte do investigador principal:
  - — Investigador principal pouco envolvido com o estudo.
  - — Pessoas não qualificadas conduzindo práticas médicas.
  - — Documentos do estudo não assinados pelo investigador principal.
- Eventos adversos e eventos adversos sérios não reportados ou reportados inadequadamente.
- Não aprovação por parte do Comitê de Ética.
- Inadequada aprovação e comunicação com o Comitê de Ética de alterações no protocolo e Termo de Consentimento Livre e Esclarecido.
- Registros inadequados dos dados:
  - — Uso de líquido corretor.
  - — Verificação dos documentos-fonte não registrados pelo monitor
  - — Diário do paciente preenchido por outra pessoa que não o paciente.
- Outros:
  - — Investigador é membro do Comitê de Ética e não há documentação da isenção da sua participação na análise do projeto.
  - — Anúncios para recrutar pacientes e destinados a estes, não aprovado pelo comitê de ética.

FLUXO DA AUDITORIA

Em centros fora dos Estados Unidos, a FDA marca uma auditoria com, geralmente, mais de três semanas de antecedência.

Ao saber de uma auditoria, o centro deve comunicar o fato ao patrocinador a fim de que este o ajude a se preparar.

Durante a auditoria, se os fatos observados constituírem violações, a FDA gera um relatório chamado FDA-483, o qual é entregue logo após a inspeção para o patrocinador, a fim de que este possa responder, quando possível, durante a reunião final. Muitos preferem enviar posteriormente uma resposta formal à FDA.

Na reunião final o foco deve ser os itens contidos no relatório 483; o patrocinador deve ser pró-ativo e não comprometer-se com o que não possa cumprir, deve estabelecer prazos razoáveis e apontar, caso haja, qualquer discordância com o relatado pelo auditor.

Se o auditor tiver evidências de que sua observação não procede, esta será retirada do relatório 483.

O FDA-483 encontra-se disponível para consulta, sendo geralmente requerido por concorrentes, consumidores potenciais, mídia, etc.

Ao retornarem, os auditores preparam um relatório de auditoria, que é discutido e revisado com os especialistas. Este relatório pode ter três classificações de acordo com a FDA, como segue:

- NAI = *no action indicated* = *nenhuma ação.*
- VAI = *voluntary action indicated* = ação voluntária.
- OAI = *official action indicated* = ação oficial.

Se os itens descritos forem sérios, a FDA pode enviar ao patrocinador uma carta de alerta.

É importante citar que a carta de alerta somente é gerada quando os achados têm significância regulatória, e tem dois objetivos principais:

— Estimular ações corretivas voluntárias.

— Avisar que já houve uma advertência, caso uma ação corretiva posterior seja necessária.

RESPOSTA À FDA

Seja respondendo a um relatório 483 ou a uma carta de alerta, deixe claro que o patrocinador entende a obrigação de seguir a lei e sua intenção de segui-la.

Responda separadamente cada item e forneça um plano de ações corretivas.

Evite ser prolixo: a FDA tem como objetivo principal saber como os achados afetam os dados, seus planos de correção e prevenção. Seja cuidadoso na sua resposta, seja ela para o relatório 483 ou para a carta de alerta. Evite:

— Atribuir a causa do problema a falta de treinamento.

— Estabelecer objetivos inatingíveis.

— Ter pouca documentação de suporte.

— Subestimar o valor de uma queixa relatada.

— Minimizar o problema, alegando que todos os seus concorrentes procedem da mesma maneira.

AUDITORIAS NOS COMITÊS DE ÉTICA

Desde 1980, a FDA tem reconhecido a importância da realização de auditorias nos Comitês de Ética. Realiza de 250 a 300 auditorias por ano, sendo que de 4-5% destas resultam em ações oficiais. Em 1999, três casos tiveram sanções legais.

Os dois objetivos principais na auditoria dos Comitês de Ética são:

— Garantir a proteção dos direitos dos sujeitos de pesquisa.
— Avaliar a documentação e seguimento dos procedimentos regulatórios vigentes.

Nas auditorias realizadas os problemas críticos encontrados foram (Figs. 17-2 e 17-3):

— Seguimento falho da pesquisa (relatório de eventos adversos e emendas dos protocolos).
— Recursos limitados (impactando na atuação do Comitê de Ética).
— Pouco conhecimento de investigadores "problemas".
— Membros do Comitê não devidamente treinados.
— *Quorum* inadequado durante a avaliação de um protocolo.
— Documentação insuficiente.

CONCLUSÃO

Como podemos perceber pelo exposto, a condução de um estudo clínico envolve diversas partes que devem atuar em sinergia, conhecendo seus deveres e direitos a fim de gerarem dados fidedignos e que possam efetivamente contribuir com a ciência. Sendo assim, um programa de qualidade efetivo que avalie os pro-

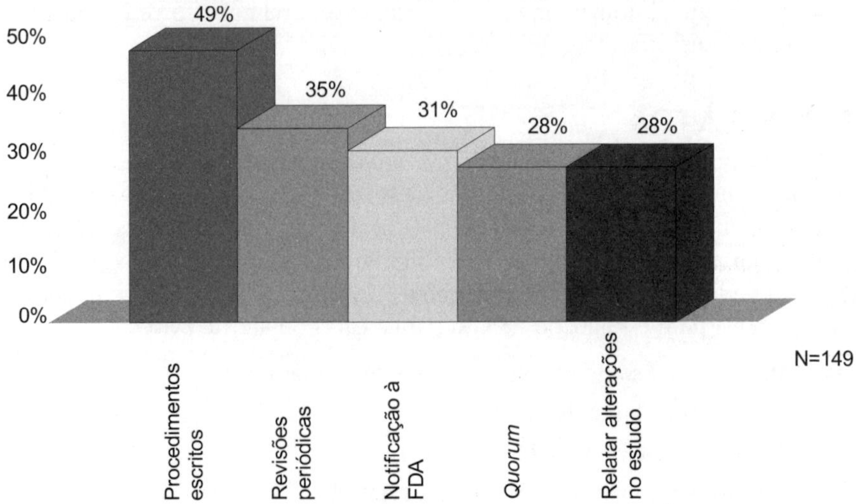

Fig. 17-2. Deficiências encontradas pela FDA em auditorias realizadas em Comitês de Ética em Pesquisa, em 1997.

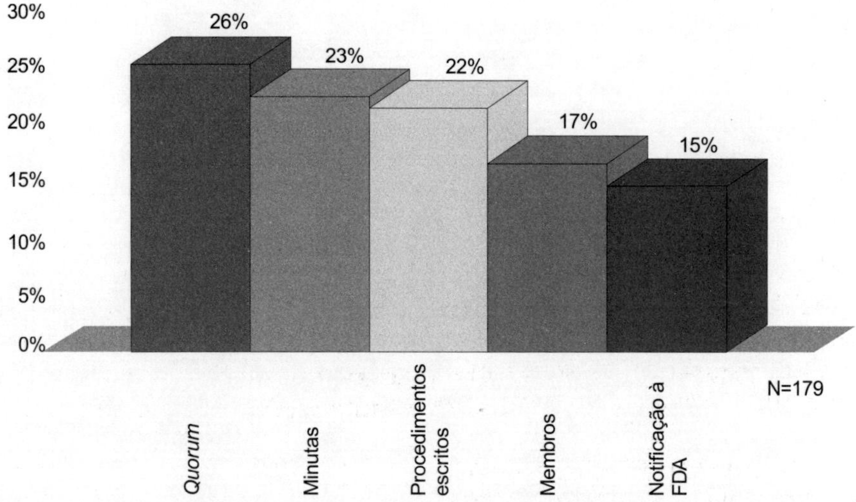

Fig. 17-3. Deficiências encontradas pela FDA em auditorias realizadas em Comitês de Ética em Pesquisa, em 1998.

cessos envolvidos bem como atue como uma poderosa ferramenta de treinamento é fundamental e pode em muito minimizar erros e conseqüentemente fazer com que a auditoria seja parte do processo e não um pesadelo!

18

FRAUDES EM ESTUDOS CLÍNICOS

Renata Berardocco

INTRODUÇÃO

A existência de fraude na ciência é algo que preocupa a todos uma vez que, muitas vezes, sua incidência é desconhecida e suas implicações podem comprometer a aplicabilidade do estudo. Assim, discorrerei um pouco sobre o tema e ilustrarei sua implicação por meio de casos relatados na história.

Falsificar dados ou alterar documentos, particular ou público, verdadeiros, constitui crime no Brasil, de acordo com a nossa legislação penal. Aliás, seria difícil ficar aqui transcrevendo a legislação ou mesmo enumerando as possíveis condutas em que aqueles que trabalham com o público, saúde e dados, poderiam incorrer, se quisessem.

No âmbito civil e especificamente analisando a questão no campo da pesquisa clínica, a fraude poderá gerar uma indenização, baseada no dolo do agente em causar prejuízo a outrem. Porém, embora "fraude" seja uma palavra que gera desconforto àqueles que sempre honraram a profissão (médicos, farmacêuticos, biólogos, entre outros), ela está presente e aguça a ambição de alguns poucos que pretendem dela se valer para alcançar resultados e atingir objetivos de forma rápida, sem respeitar a vida de outros seres vivos.

O tema nos preocupa pelo fato de o número de estudos clínicos ter crescido muito após a Segunda Guerra Mundial e, proporcionalmente, a descoberta de fraudes neste campo, que relatarei em seguida, embora tenhamos a percepção de que este número ainda seja reduzido.

Assim, embora haja casos anteriores, adotaremos o ano de 1975 como o primeiro de fraude em estudos clínicos. Naquele ano podemos relatar dois casos: o caso de Ashoka Prasad, psiquiatra australiano que, em 1975, falsificou dados de 8.000 pacientes com esquizofrenia; e J.P. Sedgwick, inglês que fraudou dados ao participar de um estudo de uma nova droga para hipertensão.

No caso de Ashoka, este afirmava ter encontrado uma relação de sazonalidade da esquizofrenia. A análise dos dados por um bioestatístico levaram-no a crer que os dados haviam sido forjados. Instalou-se então um inquérito que, por fim, confirmou a fraude, uma vez que Ashoka possuía dados obtidos de fontes insuficientes, além de ter sido descoberto que o currículo profissional do pesquisador continha inverdades em relação a sua aptidão e cursos que freqüentara, os quais sequer chegaram a existir.

J.P. Sedgwick, investigador inglês, falsificou a assinatura de outros sete investigadores e a análise dos dados demonstrou que o efeito daquela nova droga se comportava de forma uniforme e consistente, sendo diferente de todos os outros centros que participavam do mesmo estudo. Este investigador teve sua licença médica cassada.

FRAUDE: RESUMO DE EVENTOS

Fraudes acontecem tanto em estudos patrocinados por empresas quanto em estudos acadêmicos. Vale a pena ressaltar que, a fim de minimizar a ocorrência de fraudes, em ambos os casos, deve-se criar um mecanismo de auditoria e controle da qualidade dos dados estabelecidos, bem como pessoas treinadas para identificar possíveis desvios.

Após os casos de Ashoka Prasad e de J.P. Sedgwich, há na história alguns casos interessantes que, a meu ver, ilustram bem a complexidade e as implicações de fraudes, seja em estudos pré-clínicos ou em estudos clínicos, mas que de alguma forma podem desviar o curso da medicina, como segue:

- 1977, Robert Gullis, bioquímico da Universidade de Birminghan, fraudou dados de uma pesquisa com mensageiros cerebrais, os quais foram a base do seu doutorado e dos 11 artigos por ele escritos.
- 1978, Marc J. Straus, chefe da oncologia da Universidade de Boston, fraudou 155 dos dados em um estudo para uma droga antineoplásica. Straus demitiu-se do cargo alegando que ele nada tinha a ver com os dados fraudados.
- 1982, Dr. William McBride, um ginecologista que afirmava ser o primeiro a relatar os efeitos da talidomida. Ele era um cientista que aparecia sempre na mídia, respeitado, e que criou um centro de pesquisas em anomalias congênitas. Começou a ser suspeito depois que um cientista júnior, Phil Vardy, abriu um envelope endereçado a McBride durante sua ausência. O envelope continha um artigo do jornal australiano de ciências biológicas cujos autores eram: McBride, Vardy e Jill Frenchc, um outro cientista júnior que trabalhava no laboratório. Vardy ficou surpreso ao ver seu nome em um artigo do qual ele não tinha conhecimento e que continha resultados diferentes dos obtidos num experimento realizado alguns meses atrás com uma droga anticolinérgica, a hioscina, usada para enjôos em camundongos. No artigo, os dados eram perfeitos, ou seja, o estudo descrevia métodos, controle e procedimentos. No entanto, os controles não existiam e os camundongos não haviam sido sacrificados e analisados como dizia o artigo; eles ainda estavam vivos nas suas respectivas gaiolas! Ao arquivar o artigo recebido, Vardy ficou ainda mais surpreso ao ver uma série de manuscritos com alterações realizadas por McBride. O artigo em questão havia sido submetido à corte americana por McBride, contra o fabricante da hioscina.

Esta é uma parte de uma história que durou uma década, teve repercussão mundial e começou a ser resolvida quando um inquérito independente da Universidade foi instaurado, para averiguação dos dados obtidos por McBride. Este era um renomado cientista, que contou com apoio da mídia e de outros colegas, que não acreditavam nas evidências de Vardy. Finalmente, em 1991, McBride atestou publicamente que havia modificado alguns dados em favor dos interesses da humanidade e dos seus princípios científicos.

Dos casos mais recentes, 1997-1998, podemos citar um estudo envolvendo quatro investigadores argentinos do Hospital Naval Pedro Mallo, onde dos 137 pacientes incluídos, 80 tiveram suas assinaturas falsificadas no termo de consentimento livre e esclarecido, e aqueles que assinaram o termo, alegaram não saber o que estavam assinando. Mais que isso, havia dados alterados nos prontuários e documentos ausentes entre outros desvios. Promotores que analisaram o caso acreditaram que, das 13 mortes ocorridas no curso do estudo, pelo menos 3 podem ser consideradas assassinatos, uma vez que os pacientes, com as condições clínicas que apresentavam, não poderiam ser incluídos naquele estudo.

EVIDÊNCIAS DE FRAUDE

Entre todas as fraudes até o momento cometidas, podem-se destacar didaticamente três mais freqüentes nas auditorias realizadas pela FDA.

Fabricação de Dados

Neste caso, os investigadores afirmam ter realizado testes, procedimentos que na verdade não foram realizados. Sendo assim, baseado no conhecimento médico, estes geram dados inexistentes.

Modificação dos Dados

Os investigadores coletam os dados mas modificam os mesmos, a fim de favorecer os resultados do estudo. Como ilustração, podemos citar o caso de um investigador que, ao conduzir três estudos diferentes simultaneamente, incluiu o mesmo paciente em dois estudos e relatou achados substancialmente diferentes nos dois casos. Outros achados são: obtenção incorreta do termo de consentimento live e esclarecido, contabilidade da medicação imprópria, falta de documentação, entre outros.

Violação das Normas Regulatórias

Alguns desses "erros" refletem falta de conhecimento das Boas Práticas Clínicas, bem como da legislação vigente.

PREVENÇÃO

Com o advento das Boas Práticas Clínicas, podemos dizer que houve muita melhora no que tange a desvios e possíveis fraudes em estudos clínicos.

Ter um investigador e um centro de pesquisas cientes das Boas Práticas Clínicas é fundamental na condução de um estudo. Sabemos que, em protocolos patrocinados por empresas farmacêuticas, estas treinam e informam seus investigadores; no entanto, a pergunta que fica é a seguinte: quem treina os investigadores/cientistas acadêmicos? Embora hoje haja uma maior movimentação nesse sentido, a meu ver ainda estamos longe do ideal.

Sabemos que só a criação de mecanismos de controle não garantem a qualidade/fidegnidade dos dados obtidos em um estudo clínico. Assim, um programa de treinamento e educação dos envolvidos faz-se fundamental nesse controle.

Mais que isso, monitores e auditores devem ser treinados para detectar possíveis fraudes, pois há na história o caso do Dr. Fiddes, investigador americano que, desde 1990, conduziu mais de 200 estudos para mais de 47 indústrias farmacêuticas, sendo julgado somente em 1997. Fiddes foi desqualificado como investigador somente em setembro de 1999. Logo, durante nove anos, Fiddes enganou monitores e auditores. Como diria Carl Sagon: "A ausência de evidência não é evidência da ausência".

CONCLUSÃO

Embora casos de fraudes não sejam freqüentes, não podemos dizer que sejam poucos. Quando acontecem, afetam a confiabilidade pública quanto ao processo de investigação clínica, bem como a qualidade dos investigadores/centro e da empresa farmacêutica ou instituição.

Embora Benjamin Franklin tenha escrito em 1784, "... existe nos homens uma predisposição para enganar a si próprio e uns aos outros..." devemos partir da premissa de que existem homens interessados na ciência honesta. Sendo assim, devemos aprender a detectar erros e fraudes, garantir a segurança dos sujeitos de pesquisa envolvidos e estabelecer programas sérios de qualidade, mas não devemos coibir a evolução da ciência. E como diria George Wastington em seu discurso em 1990: "Nada é mais digno de nosso patrocínio que o fomento da ciência e da literatura. O conhecimento é, em todo e qualquer país, a base mais segura da felicidade pública".

19

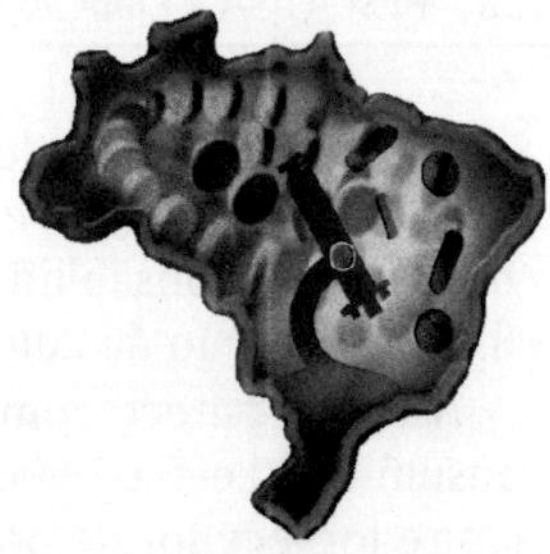

ASPECTOS LEGAIS – RESPONSABILIDADE CIVIL

Renata Berardocco
Sabrina Carboni

INTRODUÇÃO

A questão da responsabilidade civil é uma das que mais atormenta o Direito brasileiro em razão das correntes doutrinária e jurisprudencial que se firmaram ao longo dos anos.

Assim, sem qualquer pretensão de adentrar nesse nebuloso ramo, até para aqueles que atuam na área da Ciência do Direito, discorreremos poucas e largas linhas sobre o tema, para então repassar o relato de alguns casos que envolveram as indústrias farmacêuticas em outros países e a verificação da responsabilidade em cada um deles.

A responsabilidade civil no Brasil, em linhas gerais, tem como pressupostos a existência de três elementos: **(i)** culpa; **(ii)** nexo de causalidade e **(iii)** prova do dano. Ou seja, a existência da culpa do agente causador do dano a outrem, unido pelo nexo de causalidade entre a conduta e o prejuízo, revelam a essência da chamada teoria da culpa.

A referida teoria encontra amparo legal no artigo 159 do Código Civil que dispõe: *"aquele que, por ação ou omissão voluntária, negligência, ou imprudência, violar direito, ou causar prejuízo a outrem, fica obrigado a reparar o dano. A verificação da culpa e a avaliação da responsabilidade regulam-se pelo disposto neste Código..."*

A legislação brasileira deixa clara a responsabilidade dos médicos, cirurgiões, farmacêuticos, parteiras e dentistas ao dispor, no artigo 1.545 do mencionado código, que estes profissionais *"são obrigados a satisfazer o dano, sempre que da imprudência, negligência, ou imperícia, em atos profissionais, resultar morte, inabilitação de servir, ou ferimento."*

Nota-se que os elementos da culpa (imprudência, negligência e imperícia) para os fins da responsabilidade civil pessoal de cada profissional estão bem delimitados pela nossa legislação. Porém, as empresas também poderão ser acionadas a responderem por atos de seus empregados, prepostos, no exercício do trabalho que lhe competir, ou por ocasião dele, se restar provado que elas concorreram para o dano por culpa ou negligência. Da mesma forma ocorre com o farmacêutico por erros ou enganos de seu preposto.

Entretanto, deixando de lado a responsabilidade baseada na culpa do agente, nexo de causalidade e prova do dano, a legislação brasileira também agasalha a teoria da responsabilidade objetiva, ou seja, aquela pela qual não se indaga da existência ou não da culpa.

Assim acontece com a responsabilidade prevista no Código de Defesa do Consumidor (Lei 8.078/90) em relação ao fabricante, produtor, construtor, importador e fornecedor de produtos e serviços.

O artigo 12 do mencionado código é claro ao dizer que *"o fabricante, o produtor, o construtor, nacional ou estrangeiro, e o importador respondem, independentemente da existência da culpa, pela reparação dos danos causados aos consumidores por defeitos decorrentes de projeto, fabricação (...), fórmulas, manipulação, apresentação ou acondicionamento de seus produtos, bem como por informações insuficientes ou inadequadas sobre sua utilização e riscos".*

Verifica-se que o consumidor poderá ser ressarcido por danos causados por produtos ou serviços, independentemente da existência da culpa do fabricante, produtor e fornecedor.

Adentrando especificamente no ramo da pesquisa clínica, a resolução 196/96 no item II.9 consagrou a responsabilidade por culpa ao definir que "dano associado ou decorrente da pesquisa é o agravo imediato ou tardio ao indivíduo ou à coletividade, com nexo causal comprovado, direto ou indireto, decorrente de estudo científico. A resolução também refletiu a responsabilidade solidária prevista no Código de Defesa do Consumidor quando no item V.5. menciona que "o pesquisador, o patrocinador e a instituição devem assumir a responsabilidade de dar assistência integral às complicações e aos danos decorrentes de riscos previstos".

Embora até o momento não haja casos relatados de indenização em estudos clínicos, temos registros de decisões judiciais de medicamentos ineficazes, *antes* do advento da Lei 8.078/90 (Código de Defesa do Consumidor), que se utilizaram da teoria da culpa, a exemplo da ementa abaixo transcrita:

"Responsabilidade civil – Reparação de danos – **Ação proposta contra laboratório responsável por medicamento que se mostrou ineficaz** – Inexistência, porém, de comprovação de dano efetivo em razão da subpotência do remédio – **Mera probabilidade que não gera o nexo de causalidade – Indenização não devida** – Se, apesar de comprovadas a doença da vítima e a ineficácia do medicamento que lhe foi ministrado, não se comprova a ocorrência de dano mas mera probabilidade, não se pode vislumbrar o nexo de causalidade que geraria a indenização por parte do laboratório responsável" (Tribunal de Justiça de São Paulo, 1ª C. – Ap. – Relator Luiz de Azevedo – julgamento 19.04.88 – RT 630/79) – Grifos nossos.

ASPECTOS LEGAIS - MUNDO

A Conferência Internacional de Harmonização (ICH) menciona quanto à indenização:

- Caso solicitado pelas exigências regulatórias aplicáveis, o patrocinador deve proporcionar um seguro ou indenização (cobertura legal e financeira) ao investigador/instituição contra queixas provenientes do estudo, exceto no caso de queixas geradas por prática profissional inadequada e/ou negligência.

- As políticas e procedimentos do patrocinador devem considerar os custos de tratamentos dos pacientes no estudo, na eventualidade de lesões/danos relacionados a ele, de acordo com as exigências regulatórias aplicáveis.

Sendo assim, este assunto é de extrema importância e deve ser revisto e/ou discutido antes do início de cada estudo.

MUNDO

Como é sabido, a Europa bem como os Estados Unidos possuem uma experiência maior no ramo da pesquisa clínica. Sendo assim, a título de ilustração, vale utilizarmos como exemplo algumas diretrizes e situações que ocorreram nesses continentes, uma vez que não há ainda relatos de casos de pedidos de indenização por sujeitos envolvidos em pesquisas no Brasil.

Embora as diretrizes européias de GCP (91/507/EEC) exijam que se faça um seguro para indenização ou tratamento de dano ou óbito atribuível aos estudos clínicos, maior atenção a esse polêmico assunto foi dada em 1985, na Europa, com a morte de dois estudantes (1 em Cardiff e outro em Dublin), ambos voluntários saudáveis em estudos clínicos de pesquisa de medicamentos.

A primeira normatização das indenizações foi publicada pela ABPI (Associação das Indústrias Farmacêuticas Britânicas) em 1983 e, posteriormente, revista após a Norma da Comunidade Européia, em 1991.

No mesmo contexto, alguns países europeus têm leis que determinam a extensão da indenização. Na Lei de Medicamentos da Alemanha, de 1976, especificou-se que a cobertura do seguro deveria ser de 500.000 marcos alemães por paciente; em 1996 , esse valor foi aumentado para 2 milhões de marcos alemães.

O Decreto Francês de 1991 é ainda mais específico e determina que sejam reservados 5 milhões de francos franceses por vítima, 30 milhões por protocolo de pesquisa e 50 milhões para todas as reclamações feitas em um ano de cobertura de seguro pelo prazo de 10 anos após o final da pesquisa.

No entanto, vale ressaltar que o avanço mais significativo em termos de responsabilidade civil pelo produto foi a introdução da Norma da Comunidade Européia: 85/374/EEC em 1985, que foi incorporada à legislação do Reino Unido na Lei de Defesa do Consumidor de 1987. Essa lei impõe responsabilidade absoluta ao fabricante pelos produtos comercializados após 1º de março de 1988 e inclui entre os fabricantes as empresas que importam produtos para a Comunidade Européia.

As ações com base na Lei de Defesa do Consumidor prescrevem em 10 anos, o que, em termos de efeitos colaterais a longo prazo, pode constituir uma desvantagem para o reclamante, particularmente se o dano ocorrer durante o desenvolvimento fetal. Esse prazo teria sido inútil para prevenir os efeitos da tragédia ocorrida com a talidomida, que foi um dos principais motivos da introdução da lei.

Vale ressaltar que a Lei de Defesa do Consumidor faz referência à isenção da responsabilidade se forem feitas advertências e orientações adequadas não apenas em nível geral, mas sim por um especialista da área. A obrigação de provar que não havia conhecimento disponível é do acusado (empresa farmacêutica), constituindo-se um dever contínuo, tornando necessário que as empresas mantenham um departamento de farmacovigilância qualificado para identificar possíveis necessidades de acréscimo de informações à bula.

Cabe mencionar que países como Estados Unidos, Alemanha, Suécia e Nova Zelândia introduziram formas abrangentes de indenização para evitar conflitos dessa natureza.

CONCLUSÃO

Como mencionado acima, no campo da pesquisa clínica, ao que se sabe, até o momento, não existe nenhum caso registrado no Brasil que tenha por objeto a responsabilização das indústrias farmacêuticas por pacientes de estudos clínicos em relação ao próprio projeto e expectativa de cada paciente na cura de sua doença.

Essa é uma questão muito complexa, que está ligada ao próprio dever de pesquisa das empresas, na busca de novas soluções para as doenças, tendo em vista o avanço tecnológico e científico em relação à medicina.

Portanto, não saberia dizer qual seria a teoria aplicável (subjetiva ou objetiva) por parte do Poder Judiciário brasileiro, referente a uma demanda judicial promovida por um paciente de estudo clínico que não tivesse alcançado os objetivos propostos pela indústria farmacêutica. Sendo assim, acreditamos que cabe aos profissionais envolvidos nessa área a nobre missão de criar leis e ferramentas claras que regulamentem este item da pesquisa clínica no Brasil, buscando proteger os sujeitos da pesquisa e ser justos com quem busca novos horizontes no ramo da medicina.

Devemos também, reconhecer o crescimento da pesquisa clínica no Brasil, bem como o interesse público no que tange ao bem-estar e segurança dos pacientes, antes de que o último recurso para os voluntários sejam processos litigiosos dispendiosos e que haja diminuição de investimentos nessa área no Brasil.

20

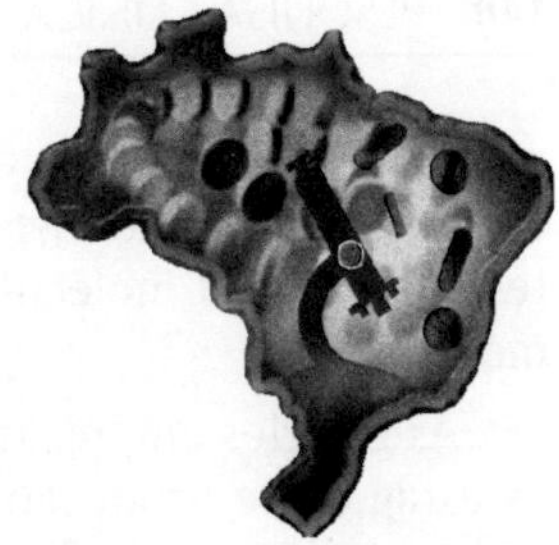

PERSPECTIVAS DA PESQUISA CLÍNICA NO BRASIL

Greyce Lousana
Conceição Accetturi

O mercado internacional de produtos farmacêuticos para uso humano costuma ser dividido em ético e não ético. Os chamados produtos éticos são os que têm sua propaganda dirigida aos profissionais médicos, farmacêuticos e afins. Os produtos não éticos são aqueles vendidos sem a obrigatoriedade da receita médica e representam uma fração de aproximadamente 15% do mercado mundial. Os medicamentos éticos, por sua vez, podem ser subdivididos em produtos genéricos e patenteados. Estes últimos representam a maior e mais dinâmica parcela do mercado, embora variando consideravelmente de país para país. São os medicamentos mais recentes e tecnologicamente mais avançados, fruto das pesquisas clínicas, introduzidos pelas grandes empresas multinacionais do setor. Os genéricos são produtos que tiveram sua patente expirada e que passaram então a ser fabricados por outros produtores além do que detinha a patente original; compõem uma parcela menor porém não desprezível do mercado (em torno de 30% nos EUA e em ascensão no Brasil).

No segmento dos medicamentos éticos patenteados, a capacidade de lançar novos produtos é a grande arma competitiva das empresas, tarefa difícil e custosa, que restringe o mercado às grandes firmas multinacionais da indústria farmacêutica. Estas realizam esforços notáveis em pesquisa e desenvolvimento (P&D) para obter um fluxo contínuo de novos produtos; assim, seus gastos em P&D atingem cifras elevadas em comparação com indústrias de outros segmentos, ultrapassando o valor de 10% das vendas. Estimativas da indústria em 1985 (hoje já em muito superadas) situavam em torno de US$ 100 milhões o orçamento anual das atividades de pesquisa, exigindo altos níveis de capacitação tecnológica. Hoje, globalmente, as indústrias farmacêuticas investem US$ 60 bilhões por ano em P&D de novos produtos, ou cerca de 20% de seu faturamento. Depois de passar pelas fases pré-clínicas de desenvolvimento de uma nova droga, que vão desde a identificação de uma molécula com potencial terapêutico, a partir de produtos naturais, síntese química ou processos biotecnológicos, até sua utilização em animais de experimentação, com a finalidade de estudos farmacológicos e toxicológicos, o processo de desenvolvimento de novas drogas inicia a etapa clínica, na qual o novo fármaco é testado em grupos crescentes de sujeitos voluntários. Todo esse processo dispende 10 a 12 anos de trabalho no qual, em média, são testadas 10.000 moléculas para dar origem a um único medicamento tecnicamente viável.

As grandes empresas multinacionais do setor farmacêutico atuam em todos os estágios de produção do medicamento, quais sejam: pesquisa e desenvolvimento, produção do fármaco e dos medicamentos (em suas diferentes apresentações) e comercialização. Até o início da década de 1990, as primeiras etapas desse processo estavam centralizadas em seus países de origem, descentralizando-se apenas as etapas finais de produção dos medicamentos, podendo-se assim atender aos requerimentos locais de embalagem, distribuição, *marketing*, etc. No final do século, esse cenário modificou-se substancialmente, com base em aspectos socioeconômicos de alguns países em desenvolvimento. A América Latina representa cerca de 7% do mercado farmacêutico mundial, sendo que Brasil, Argentina e México aparecem entre os melhores mercados, em termos de valores, para 12 grandes indústrias farmacêuticas. Além disso, com população crescente, esses países vêm adquirindo competência na condução de estudos clínicos e desenvolvendo centros de pesquisa de excelência, dentro dos padrões internacionais, cumprindo as regras de GCP/ICH, além de suas regulamentações internas cada vez mais qualificadas.

Como podemos verificar, a pesquisa clínica no Brasil cresceu em número e qualidade nos últimos cinco anos, em qualquer área do conhecimento médico. Particularmente em neurologia e psiquiatria, partindo praticamente do zero, indústrias promotoras de P&D em nosso país se propõem a investir cerca de 1 milhão de dólares por ano, nos próximos anos. Como fator contribuinte aos processos de P&D no Brasil, a publicação das legislações específicas, principalmente a Resolução 196/96 CNS/MS, trouxe aos investidores estrangeiros a confiabilidade necessária aos procedimentos de pesquisa clínica em nosso país.

Em termos de mercado farmacêutico no Brasil, apresentamos as 10 maiores indústrias atuando no mercado brasileiro em 1991 e em 1998, para que possam ser comparadas (Quadros 20-1 e 20-2). Vale lembrar um aspecto importante de estratégia das empresas líderes, que é a busca de parcerias, seja para fazer face aos custos crescentes de P&D, seja pela necessidade de adquirir rapidamente outras capacitações, mormente aquelas relacionadas à biotecnologia. Isto está refletido no recente movimento de fusões e incorporações, do qual podemos citar como exemplos os casos Novartis (Ciba/Sandoz), Aventis (HMR/Rhodia), Glaxo Smithkline (Glaxo Wellcome/Smithkline Beecham), entre outros (Quadro 20-3).

Sem dúvida houve, nos últimos anos, grande crescimento no setor farmacêutico no Brasil, especialmente no que se refere ao faturamento sobre a venda de medicamentos. O abuso na remarcação dos preços exercido por algumas indústrias farmacêuticas, e sem controle governamental, fez com que, com o mesmo número de unidades vendidas, o faturamento tenha triplicado entre 1992 e 1998, conforme mostra a Figura 20-1.

Quadro 20-1. Os dez maiores no Brasil em 1991.

Colocação	*Empresa*	*Origem*	*Vendas em US$ milhões*
1º	Glaxo Wellcome	Reino Unido	7.247,0
2º	Merck Sharp & Dohme	EUA	7.225,1
3º	Bristol – Myers Squibb	EUA	5.908,0
4º	Hoechst Marion Roussel	Alemanha	5.429,3
5º	Ciba-Geigy	Suíça	4.611,6
6º	Sandoz	Suíça	4.440,7
7º	Smithkline Beecham	Reino Unido/EUA	4.370,1
8º	Bayer	Alemanha	4.309,1
9º	Roche	Suíça	4.119,9
10º	Eli Lilly	EUA	4.031,0

Fonte: Scrip's Yearbook (1993).

Quadro 20-2. Os dez maiores no Brasil em 1998.

Colocação	*Empresa*	*Origem*	*Receita operacional bruta em US$ milhões*
1º	Novartis	Suíça	1.044,2
2º	Hoechst Marion Roussel	Alemanha	505,2
3º	Aché	Brasil	490,3
4º	Roche	Suíça	483,8
5º	Bristol – Myers Squibb	EUA	481,8
6º	Boehringer Ingelheim	Alemanha	370,7
7º	Schering – Plough	EUA	341,6
8º	Eli Lilly	EUA	272,4
9º	Glaxo Wellcome	Reino Unido	253,4
10º	Sanofi	França	244,6

Fonte: Melhores e Maiores, junho de 1999.

Quadro 20-3. Os dez maiores no Mundo em 1998.

Colocação	*Empresa*	*Origem*	*Vendas em US$ bilhões*
1º	Merck Sharp & Dohme	EUA	13,7
2º	Glaxo Wellcome	Reino Unido	13,3
3º	Bristol – Myers Squibb	EUA	12,6
4º	Pfizer	EUA	12,2
5º	Novartis	Suíça	9,4
6º	Roche	Suíça	9,3
7º	American Home Prod.	EUA	8,9
8º	Johnson & Johnson	EUA	8,6
9º	Hoechst Marion Roussel	Alemanha	7,3
10º	Smithkline Beecham	Reino Unido/EUA	7,1

Fonte: Relatórios anuais das empresas.

Podemos perceber o grande impulso ocorrido nos últimos anos dentro do mercado farmacêutico, colocando uma empresa brasileira – Aché – entre as 10 maiores no Brasil em 1998 (Quadro 20-2), em direta concorrência com tantas multinacionais.

Quanto ao investimento em pesquisa clínica, as empresas multinacionais ainda estão passos à frente das empresas brasileiras. A dimensão dos recursos e as qualificações necessárias para realizar todas as etapas de P&D de novos fármacos extrapolam em muito a capacidade financeira e tecnológica das empresas nacionais vinculadas ao setor farmacêutico. O custo médio das etapas de desenvolvimento de uma nova droga é estimado em US$ 300 milhões a US$ 600 milhões. Dos US$ 6 bilhões que a indústria farmacêutica gera por ano nos Estados Unidos, cerca de US$ 3,3 bilhões são aplicados em pesquisa clínica. No entanto, é importante frisar o grande envolvimento das empresas nacionais na produção de medicamentos genéricos, incentivadas pela Resolução Nacional 391/99, da ANVISA, reeditada pela RDC nº 10 de 2001 da ANVISA.

Lembramos aqui o já citado anteriormente: o crescente número de solicitações de aprovação de projetos de pesquisa clínica junto à ANVISA, desde 1995 até agora. Tal fato é corroborado pelas informações divulgadas pela Associação Brasileira da Indústria Farmacêutica (ABIFARMA) em publicação na mídia impressa, que relata o salto dos investimentos no setor da Pesquisa Clínica: "de 1998 para 1999, o total aplicado pelas empresas em pesquisa clínica e desenvolvimento de novos medicamentos saltou surpreendentes 47,72%, atingindo US$ 65 mi-

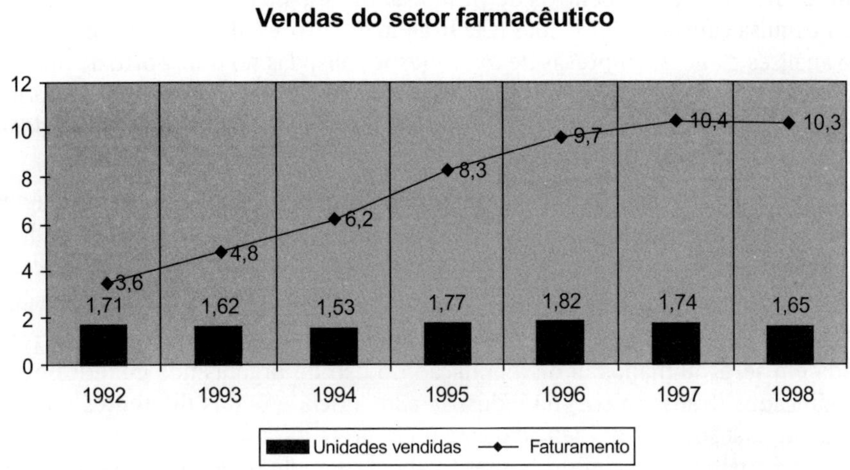

Fig. 20-1. Incremento do faturamento (em US$ bilhões) sobre as vendas no setor farmacêutico brasileiro (em bilhões de unidades), no decorrer dos anos.
Fonte: Grupemef, Abifarma e Panorama Setorial.

lhões. Desde 1992, houve um crescimento de 210%. Para este ano de 2000, espera-se um novo salto de 20%". A capacitação dos Centros de Pesquisa no Brasil foi um dos maiores fatores influenciadores dessa tendência. Mas não se pode esquecer o grande acontecimento que abriu as portas do país a esse tipo de investimento: a inclusão dos medicamentos na lei de patentes.

Nos últimos anos, grandes empresas como Novartis, Pfizer e Aventis, decidiram que o Brasil seria área estratégica e passaram a investir em pesquisa clínica, trazendo maior número de estudos, incluindo os de fase 1 e 2. A filial brasileira da Novartis, por exemplo, tinha um setor de pesquisa pequeno, com poucos funcionários, mas desde que passou a fazer estudos clínicos o departamento cresceu a ponto de ser reconhecido pela matriz, que incluiu a filial entre as 24 denominadas ICRO (*International Clinical Research Operations*), que aliam qualidade e agilidade na condução dos estudos clínicos (Berardocco, 2000 – informação pessoal). Detalhe: a empresa tem perto de 140 filiais espalhadas pelo mundo; fazer parte das 24 envolvidas com P&D é realmente alentador para os profissionais em pesquisa clínica brasileiros.

Importante, também, é levantar a questão para esse novo mercado de trabalho no Brasil, que vem seguindo os passos dos países desenvolvidos. Se, há alguns anos, poucos eram os profissionais envolvidos com pesquisa clínica em nosso país, hoje torna-se impossível quantificar (consideramos necessário planejar o acompanhamento dessa demanda) as pessoas engajadas no setor. Não só as indústrias farmacêuticas se estruturaram e cresceram, como também estimularam o crescimento de centros de pesquisa, de organizações de gerenciamento de pesquisa clínica terceirizadas (CRO), além de setores afins como: laboratórios de análises clínicas, empresas de *courier* (especializadas no transporte de material biológico), fabricantes de embalagens especiais para esses transportes, a informatização do setor, empresas de auditoria e consultoria e tantas outras atividades direta ou indiretamente relacionadas.

Com o intuito de exemplificar o crescimento no setor, apresentamos alguns dados, provenientes de país industrializado (EUA), no qual a cultura e a tradição da pesquisa clínica remontam a meio século (Fig. 20-2).

As ciências em geral vêm passando por sérias transformações nas últimas décadas. Discussões de temas como a bioética, a biossegurança, a pesquisa realizada em seres humanos, a disseminação do uso de organismos geneticamente modificados (transgênicos) na indústria alimentícia e tantas diferentes técnicas de manipulação, com influência direta ou indireta para o homem, têm feito não apenas a comunidade científica, mas também parte da sociedade, levantar questões sobre temas que desafiaram o homem no final de século passado. Por mais que nos sentíssemos preparados, a concretização do mapeamento do genoma humano, com sua seqüência genética estabelecida pela primeira vez na história da humanidade, conforme anúncio do presidente norte-americano Bill Clinton e do primeiro-ministro britânico Tony Blair em 26 de junho de 2000, de certa forma nos assusta. Ao mesmo tempo em que faz do homem um grande realizador e co-

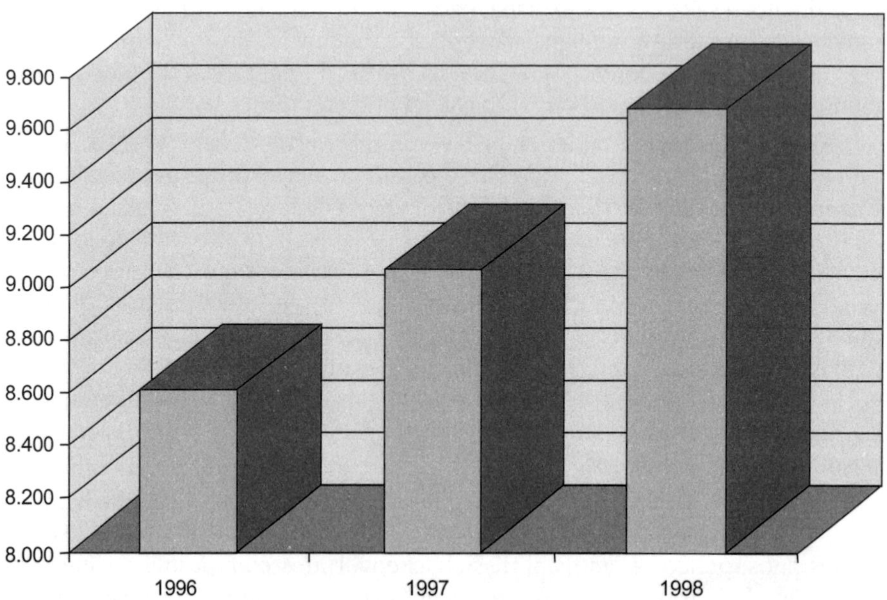

Fig. 20-2. Número de profissionais em pesquisa clínica inseridos nas indústrias farmacêuticas sediadas nos EUA, no decorrer dos anos.

nhecedor dos "mistérios da vida", levanta a questão ética envolvida na descoberta, discutindo-se o uso que poderá ser feito de algo tão grandioso, fragilizando a individualidade e o direito de confidencialidade inerentes ao ser humano. Nesse sentido, acreditamos que as pesquisas devam continuar, desde que respeitem os direitos das pessoas e não gerem discriminação baseada em características genéticas. A decifração do código genético humano deverá revolucionar a medicina nos próximos anos, abrindo caminho para novos diagnósticos e tratamentos. Porém, a já bastante estudada terapia genética, inclusive em ensaios clínicos recentes, trouxe-nos experiências não alentadoras: a morte de dois pacientes submetidos a terapia genética nos EUA levou a Food and Drug Administration (FDA) a investigar os casos e criar novas diretrizes para esse tipo de estudo, na tentativa de evitar mais vítimas.

É inevitável que se realizem pesquisas com o propósito de elevar a qualidade de vida do homem. Porém é inevitável também que se discutam questões que possibilitem a dignidade do ser humano e do meio em que ele habita.

Quando pensamos nas atrocidades, envolvendo experimentos com seres humanos em diferentes áreas e com diferentes propósitos, muitos deles questionáveis cientificamente, porém permitidos na ocasião por motivos políticas, devemos atentar para a preservação de algo que, às vezes, parece ter se perdido com a história, que é o **bom senso**. Como avaliar se um experimento está de acordo com a ética, com a beneficência e não maleficência, autonomia, justiça e eqüidade, citados na Resolução 196/96 CNS/MS, bem como na Lei 8.974/95 sobre biossegurança?

Somos humanos e, portanto, geneticamente distintos, culturalmente mesclados de informações que se contrapõem em nossas atitudes diárias sociais e profissionais. Um caminho de avaliação certamente passa pelas regras que antropologicamente foram sendo ditadas durante o curso da evolução do homem. Todavia, sem uma orientação que se estabeleça por consenso, não conseguiremos seguir na busca de novas descobertas científicas. Dados nos mostram que, de fato, a pesquisa clínica cresceu nos últimos. Entendemos que tal crescimento deverá ser acompanhado de perto por autoridades do governo, das universidades, das indústrias, da comunidade científica e da sociedade.

ANEXO 1

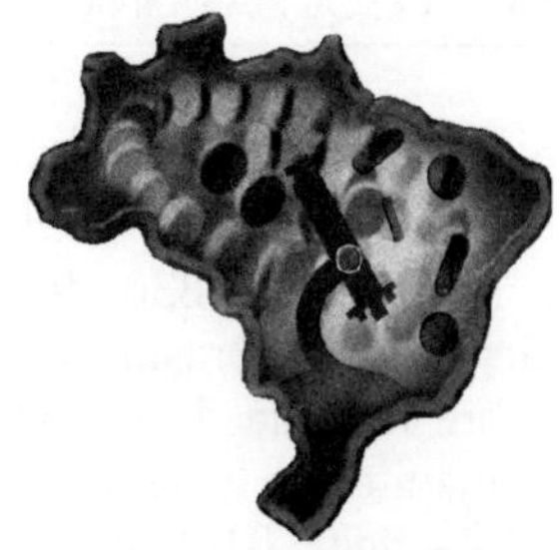

RESOLUÇÃO 196/96 DO CONSELHO NACIONAL DE SAÚDE/MS

Sobre

Diretrizes e Normas regulamentadoras de pesquisas envolvendo seres humanos

(Extraído na íntegra do Diário Oficial da União)

R.N. 196, de 10 de outubro de 1996.

Ministério da Saúde

Conselho Nacional de Saúde

R.N. 196, de 10 de outubro de 1996.

O Plenário do Conselho Nacional de Saúde em sua Qüinquagésima Nona Reunião Ordinária, realizada nos dias 09 e 10 de outubro de 1996, no uso de suas Competências regimentais e atribuições conferidas pela Lei 8080 de 19 de setembro de 1990, e pela Lei 8.142, de 28 de dezembro de 1990, resolve:

Aprovar as seguintes diretrizes e normas regulamentadoras de pesquisas envolvendo seres humanos:

I – PREÂMBULO

A presente Resolução fundamenta-se nos principais documentos internacionais que emanaram declarações e diretrizes sobre pesquisas que envolvem seres humanos: o Código de Nüremberg (1947), a Declaração dos Direitos do Homem (1948), a Declaração de Helsinque (1964 e suas versões posteriores de 1975, 1983 e 1989), o Acordo Internacional sobre Direitos Civis e Políticos, ONU, 1966, Aprovado pelo Congresso Nacional Brasileiro em 1992), as Propostas de Diretrizes Éticas Internacionais para pesquisas Biomédicas Envolvendo Seres Humanos (CIOMS/OMS 1982 e 1983) e as Diretrizes Internacionais para Revisão Ética de Estudos Epidemiológicos (CIOMS, 1991). Cumpre as disposições da Constituição da República Federativa do Brasil de 1988 e da legislação brasileira correlata: Código de Direitos do Consumidor, Código Civil e Código Penal, Estatuto da Criança e do Adolescente, Lei Orgânica da Saúde 8080, de 19/09/90 (dispõe sobre as condições de atenção à saúde, à organização e o funcionamento dos serviços correspondentes), Lei 8.142, de 28/12/90 (participação da comunidade na gestão do

Sistema Único de Saúde), Decreto 99.438, de 07/08/90 (organização e atribuições do Conselho Nacional de Saúde).

Decreto 98.830, de 15/01/90 (coleta por estrangeiros de dados e materiais científicos no Brasil), Lei 8.489, de 18/11/92, e Decreto 879, de 22/07/93 (dispõem sobre retirada de tecidos, órgãos e outras partes do corpo humano com fins humanitários e científicos), Lei 8.501, de 30/11/92 (utilização de cadáver), Lei 8.974, de 05/01/95 (uso das técnicas de engenharia genética e liberação no meio ambiente de organismos geneticamente modificados), Lei 9.279, de 14/05/96 (regula direitos e obrigações relativos à propriedade industrial), e outras.

Esta Resolução incorpora, sob a ótica do indivíduo e das coletividades, os quatro referenciais básicos da bioética: autonomia, não maleficência, beneficência e justiça, entre outros, e visa assegurar os direitos e deveres que dizem respeito à comunidade científica, aos sujeitos das pesquisas e ao Estado.

O caráter contextual das considerações aqui desenvolvidas implica revisões periódicas desta Resolução, conforme necessidades nas áreas tecnocientífica e ética.

Ressalta-se, ainda, que cada área temática de investigação e cada modalidade de pesquisa, além de respeitar os princípios emanados deste texto, deve cumprir as exigências setoriais e regulamentações específicas.

II – TERMOS E DEFINIÇÕES

A presente Resolução adota no seu âmbito as seguintes definições:

II.1 - Pesquisa – classe de atividades cujo objetivo é desenvolver ou contribuir para o conhecimento generalizável. O conhecimento generalizável consiste em teorias, relações ou princípios ou no acúmulo de informações sobre as quais estão baseados, que possam ser corroborados por métodos científicos aceitos de observação e inferência.

II.2 - Pesquisa envolvendo seres humanos – pesquisa que, individual ou coletivamente, envolva o ser humano, de forma direta ou indireta, em sua totalidade ou partes dele, incluindo o manejo de informações ou materiais.

II.3 - Protocolo de Pesquisa – documentos contemplando a descrição da pesquisa em seus aspectos fundamentais, informações relativas ao sujeito da pesquisa, à qualificação dos pesquisadores e a todas as instâncias responsáveis.

II.4 - Pesquisador responsável – pessoa responsável pela coordenação e realização da pesquisa e pela integridade e bem-estar dos sujeitos da pesquisa.

II.5 - Instituição de pesquisa – organização, pública ou privada, legitimamente constituída e habilitada na qual são realizadas investigações científicas.

II.6 - Promotor – indivíduo ou instituição, responsável pela promoção da pesquisa.

II.7 - Patrocinador – pessoa física ou jurídica que apóia financeiramente a pesquisa.

II.8 - Risco da pesquisa – possibilidade de danos à dimensão física, psíquica, moral, intelectual, social, cultural ou espiritual do ser humano, em qualquer fase de uma pesquisa e dela decorrente.

II.9 - Dano associado ou decorrente da pesquisa – agravo imediato ou tardio, ao indivíduo ou à coletividade, com nexo causal comprovado, direto, ou indireto, decorrente do estudo científico.

II.10 - Sujeito da pesquisa – é o(a) participante pesquisado(a), individual ou coletivamente, de caráter voluntário, vedada qualquer forma de remuneração.

II.11 - Consentimento livre e esclarecido – anuência do sujeito da pesquisa e/ou de seu representante legal, livre de vícios (simulação, fraude ou erro), dependência, subordinação ou intimidação, após explicação completa e pormenorizada sobre a natureza da pesquisa, seus objetivos, métodos, benefícios previstos, potenciais riscos e o incômodo que esta possa acarretar, formulada em um termo de consentimento, autorizando sua participação voluntária na pesquisa.

II.12 - Indenização – cobertura, material, em reparação a dano imediato ou tardio, causado pela pesquisa ao ser humano a ela submetida.

II.13 - Ressarcimento – cobertura, em compensação, exclusiva de despesas decorrentes da participação do sujeito na pesquisa.

II.14 - Comitês de Ética em Pesquisa – CEP – colegiados interdisciplinares e independentes, com "munus público", de caráter consultivo, deliberativo e educativo, criados para defender os interesses dos sujeitos da pesquisa em sua integridade e dignidade e para contribuir no desenvolvimento da pesquisa dentro dos padrões éticos.

II.15 - Vulnerabilidade – refere-se a estado de pessoas ou grupos que, por quaisquer razões ou motivos, tenham a sua capacidade de autodeterminação reduzida, sobretudo no que se refere ao consentimento livre e esclarecido.

II.16 - Incapacidade – refere-se ao possível sujeito da pesquisa que não tenha capacidade civil para dar seu consentimento livre e esclarecido, devendo ser assistido ou representado, de acordo com a legislação brasileira vigente.

III – ASPECTOS ÉTICOS DA PESQUISA ENVOLVENDO SERES HUMANOS

As pesquisas envolvendo seres humanos devem atender às exigências éticas e científicas fundamentais.

III.1 - A eticidade da pesquisa implica em:

a) consentimento livre e esclarecido dos indivíduos – alvo e a proteção a grupos vulneráveis e aos legalmente incapazes (autonomia). Neste sentido, a pesquisa envolvendo seres humanos deverá sempre tratá-los em sua dignidade, respeitá-los em sua autonomia e defendê-los em sua vulnerabilidade;
b) ponderação entre riscos e benefícios, tanto atuais quanto potenciais, individuais ou coletivos (beneficência), comprometendo-se com o máximo de benefícios e o mínimo de danos e riscos;

c) garantia de que danos previsíveis serão evitados (não maleficência);
d) relevância social da pesquisa com vantagens significativas para os sujeitos da pesquisa e minimização do ônus para os sujeitos vulneráveis, o que garante a igual consideração dos interesses envolvidos, não perdendo o sentido de sua destinação sócio-humanitária (justiça e equidade).

III. 2 - Todo procedimento de qualquer natureza envolvendo o ser humano, cuja aceitação não esteja ainda consagrada na literatura científica, será considerado como pesquisa e, portanto, deverá obedecer às diretrizes da presente Resolução. Os procedimentos referidos incluem, entre outros, os de natureza instrumental, ambiental, nutricional, educacional, sociológica, econômica, física, psíquica ou biológica, sejam eles farmacológicos, clínicos ou cirúrgicos e de finalidade preventiva, diagnóstica ou terapêutica.

III. 3 - A pesquisa em qualquer área do conhecimento, envolvendo seres humanos deverá observar as seguintes exigências:

a) ser adequada aos princípios científicos que a justifiquem e com possibilidades concretas de responder a incertezas;
b) estar fundamentada na experimentação prévia realizada em laboratórios, animais ou em outros fatos científicos;
c) ser realizada somente quando o conhecimento que se pretende obter não possa ser obtido por outro meio;
d) prevalecer sempre as probabilidades dos benefícios esperados sobre os riscos previsíveis;
e) obedecer a metodologia adequada. Se houver necessidade de distribuição aleatória dos sujeitos da pesquisa em grupos experimentais e de controle, assegurar que, *a priori*, não seja possível estabelecer as vantagens de um procedimento sobre outro através da revisão da literatura, métodos observacionais ou métodos que não envolvam seres humanos;
f) ter plenamente justificada, quando for o caso, a utilização de placebo, em termos de não maleficência e de necessidade metodológica;
g) contar com o consentimento livre e esclarecido do sujeito da pesquisa e/ou seu representante legal;
h) contar com os recursos humanos e materiais necessários que garantam o bem-estar do sujeito da pesquisa, devendo ainda haver adequação entre a competência do pesquisador e projeto proposto;
i) prever procedimentos que assegurem a confidencialidade e a privacidade, a proteção da imagem e a não estigmatização, garantindo a não utilização de informações em prejuízo das pessoas e/ou das comunidades, inclusive em termos de auto-estima, de prestígio e/ou econômico-financeiro;
j) ser desenvolvida preferencialmente em indivíduos com autonomia plena. Indivíduos ou grupos vulneráveis não devem ser sujeitos de pesquisa quando a informação desejada possa ser obtida através de sujeito com plena autonomia, a menos que a investigação possa trazer benefícios diretos aos vulneráveis. Nestes casos, o direito dos indivíduos ou grupos

que queiram participar da pesquisa deve ser assegurado, desde que seja garantida a proteção à sua vulnerabilidade e incapacidade legalmente definida;

k) respeitar sempre os valores culturais, sociais, morais, religiosos e éticos, bem como os hábitos e costumes quando as pesquisas envolverem comunidades;

l) garantir que as pesquisas em comunidades, sempre que possível, traduzir-se-ão em benefícios cujos efeitos continuem a se fazer sentir após sua conclusão. O projeto deve analisar as diferenças presentes entre eles, explicitando como será assegurado o respeito às mesmas;

m) garantir o retorno dos benefícios obtidos através das pesquisas para as pessoas e as comunidades onde as mesmas forem realizadas. Quando, no interesse da comunidade, houver benefício real em incentivar ou estimular mudanças de costumes ou comportamentos, o protocolo de pesquisa deve incluir, sempre que possível, disposições para comunicar tal benefício às pessoas e/ou comunidades;

n) comunicar às autoridades sanitárias os resultados da pesquisa, sempre que os mesmos puderem contribuir para a melhoria das condições de saúde da coletividade, preservando, porém, a imagem e assegurando que os sujeitos da pesquisa não sejam estigmatizados ou percam a auto-estima;

o) assegurar aos sujeitos da pesquisa os benefícios resultantes do projeto, seja em termos de retorno social, acesso aos procedimentos, produtos ou agentes da pesquisa;

p) assegurar aos sujeitos da pesquisa as condições de acompanhamento, tratamento ou orientação, conforme o caso, nas pesquisas de tratamento ou de orientação, conforme o caso, nas pesquisas de rastreamento; demonstrar a preponderância de benefícios sobre riscos e custos;

q) assegurar a inexistência de conflito de interesses entre o pesquisador e os sujeitos da pesquisa ou patrocinador do projeto;

r) comprovar, nas pesquisas conduzidas do exterior ou com cooperação estrangeira, os compromissos e as vantagens, para sujeitos das pesquisas e para o Brasil, decorrente de sua realização. Nestes casos devem ser identificados o pesquisador e a instituição nacional co-responsáveis pela pesquisa. O protocolo deverá observar as exigências da Declaração de Helsinque e incluir documento de aprovação, no país de origem, entre os apresentados para avaliação do Comitê de Ética em Pesquisa da instituição brasileira, que exigirá o cumprimento de seus próprios referenciais éticos. Os estudos patrocinados do exterior também devem responder às necessidades de treinamento de pessoal no Brasil, para que o país possa desenvolver projetos similares de forma independente;

s) utilizar o material biológico e os dados obtidos na pesquisa exclusivamente para a finalidade prevista no seu protocolo;

t) levar em conta, nas pesquisas realizadas em mulheres em idade fértil ou em mulheres grávidas, avaliação e riscos e benefícios e as eventuais interferências sobre a fertilidade, a gravidez, o embrião ou o feto, o trabalho de parto, o puerpério, a lactação e o recém-nascido;
u) considerar que as pesquisas em mulheres grávidas devem ser precedidas de pesquisa em mulheres fora do período gestacional, exceto quando a gravidez for o objetivo fundamental da pesquisa;
v) propiciar, nos estudos multicêntricos, a participação dos pesquisadores que desenvolverão a pesquisa na elaboração do delineamento geral do projeto; e
w) descontinuar o estudo somente após análise das razões da descontinuidade pelo CEP que a aprovou.

IV – CONSENTIMENTO LIVRE E ESCLARECIDO

Respeito devido à dignidade humana exige que toda pesquisa se processe após consentimento livre e esclarecido dos sujeitos, indivíduos ou grupos que por si e/ou por seus representantes legais manifestem anuência à participação na pesquisa.

IV.1 - Exige-se que o esclarecimento dos sujeitos se faça em linguagem acessível e que se incluam necessariamente os seguintes aspectos:

a) a justificativa, os objetivos e os procedimentos que serão utilizados na pesquisa;
b) os desconfortos e riscos possíveis e os benefícios esperados;
c) os métodos alternativos existentes;
d) a forma de acompanhamento e assistência, assim como seus responsáveis;
e) a garantia de esclarecimentos, antes e durante o curso da pesquisa, sobre a metodologia, informando a possibilidade de inclusão em grupo controle ou placebo;
f) a liberdade do sujeito se recusar a participar ou retirar seu consentimento, em qualquer fase da pesquisa, sem penalização alguma e sem prejuízo ao seu cuidado;
g) a garantia do sigilo que assegure a privacidade dos sujeitos quanto aos dados confidenciais envolvidos na pesquisa;
h) as formas de ressarcimento das despesas decorrentes da participação na pesquisa; e
i) as formas de indenização diante de eventuais danos decorrentes da pesquisa.

IV.2 - O termo de consentimento livre e esclarecido obedecerá aos seguintes requisitos:

a) ser elaborado pelo pesquisador responsável, expressando o cumprimento de cada uma das exigências acima;

b) ser aprovado pelo Comitê de Ética em Pesquisa que referenda a investigação;
c) ser assinado ou identificado por impressão dactiloscópica, por todos e cada um dos sujeitos da pesquisa ou por seus representantes legais; e
d) ser elaborado em duas vias, sendo uma retida pelo sujeito da pesquisa ou por seu representante legal e uma arquivada pelo pesquisador.

IV. 3 - Nos casos em que haja qualquer restrição à liberdade ou ao esclarecimento necessários para o adequado consentimento, deve-se ainda observar:

a) em pesquisas envolvendo crianças e adolescentes, portadores de perturbação ou doença mental e sujeitos em situação de substancial diminuição em suas capacidades de consentimento, deverá haver justificação clara da escolha dos sujeitos da pesquisa, especificada no protocolo, aprovada pelo Comitê de Ética em Pesquisa, e cumprir as exigências do consentimento livre e esclarecido, através dos representantes legais dos referidos sujeitos, sem suspensão dos direitos de informação do indivíduo, no limite de sua capacidade;
b) a liberdade do consentimento deverá ser particularmente para aqueles sujeitos que, embora adultos e capazes, estejam
c) expostos a condicionamentos específicos ou à influência de autoridade, especialmente estudantes, militares, empregados, presidiários, internos em centros de readaptação, casas, abrigos, asilos, associações religiosas e semelhantes, assegurando-lhes a inteira liberdade de participar ou não da pesquisa, sem quaisquer represálias;
d) nos casos em que seja impossível registrar o consentimento livre e esclarecido, tal fato deve ser devidamente documentado, com explicação das causas da impossibilidade, e parecer do Comitê de Ética em Pesquisa;
e) as pesquisas em pessoas com o diagnóstico de morte encefálica só podem ser realizadas desde que sejam preenchidas as seguintes condições:
   - documento comprobatório da morte encefálica (atestado de óbito);
   - consentimento explícito dos familiares e/ou do responsável legal, ou manifestação prévia da vontade da pessoa;
   - respeito total à dignidade do ser humano sem mutilação ou violação do corpo;
   - sem ônus econômico ou financeiro adicional à família;
   - sem prejuízo para outros pacientes aguardando internação ou tratamento;
   - possibilidade de obter conhecimento científico relevante, novo e que não possa ser obtido de outra maneira;
f) em comunidades culturalmente diferenciadas, inclusive indígenas, deve-se contar com a anuência antecipada da comunidade através dos seus próprios líderes, não se dispensando, porém, esforços no sentido de obtenção do consentimento individual;
g) quando o mérito da pesquisa depender de alguma restrição de informação ao sujeito, tal fato deve ser devidamente explicitado e justificado pelo

pesquisador e submetido ao Comitê de Ética em Pesquisa. Os dados obtidos a partir dos sujeitos da pesquisa não poderão ser usados para outros fins que os não previstos no protocolo e/ou no consentimento.

V – RISCOS E BENEFÍCIOS

Considera-se que toda pesquisa envolvendo seres humanos envolve risco. O dano eventual poderá ser imediato ou tardio, comprometendo o indivíduo ou a coletividade.

V.1 - Não obstante os riscos potenciais, as pesquisas envolvendo seres humanos serão admissíveis quando:

a) oferecem elevada possibilidade de gerar conhecimento para entender, prevenir ou aliviar um problema que afete o bem-estar dos sujeitos da pesquisa e de outros indivíduos;
b) o risco se justifique pela importância do benefício esperado;
c) o benefício seja maior, ou no mínimo igual, a outras alternativas já estabelecidas para a prevenção, o diagnóstico e o tratamento.

V.2 - As pesquisas sem benefício direto ao indivíduo devem prever condições de serem bem suportadas pelos sujeitos da pesquisa, considerando sua situação física, psicológica, social e educacional.

V.3 - O pesquisador responsável é obrigado a suspender a pesquisa imediatamente ao perceber algum risco ou dano à saúde do sujeito participante da pesquisa, conseqüente à mesma, não previsto no termo de consentimento. Do mesmo modo, tão logo constatada a superioridade de um método em estudo sobre outro, o projeto deverá ser suspenso, oferecendo-se a todos os sujeitos os benefícios do melhor regime.

V.4 - O Comitê de Ética em Pesquisa da instituição deverá ser informado de todos os efeitos adversos ou fatos relevantes que alterem o curso normal do estudo.

V.5 - O pesquisador, o patrocinador e a instituição devem assumir a responsabilidade de dar assistência integral às complicações e danos decorrentes dos riscos previstos.

V.6 - Os sujeitos da pesquisa que vierem a sofrer qualquer tipo de dano previsto ou não no termo de consentimento e resultante de sua participação, além do direito à assistência integral, têm direito à indenização.

V.7 - Jamais poderá ser exigido do sujeito da pesquisa, sob qualquer argumento, renúncia ao direito de indenização por dano. O formulário do consentimento livre e esclarecido não deve conter nenhuma ressalva que afaste essa responsabilidade ou que implique ao sujeito da pesquisa abrir mão de seus direitos legais, incluindo o direito de procurar obter indenização por danos eventuais.

VI – PROTOCOLO DE PESQUISA

O protocolo a ser submetido à revisão ética somente poderá ser apreciado se estiver instruído com os seguintes documentos, em português:

VI.1- Folha de rosto: título do projeto, nome, número da carteira de identidade, CPF, telefone e endereço para correspondência do pesquisador responsável e do patrocinador, nome e assinaturas dos dirigentes da instituição e/ou organização.

VI.2 - Descrição da pesquisa, compreendendo os seguintes itens:

a) descrição dos propósitos e das hipóteses a serem testadas;
b) antecedentes científicos e dados que justifiquem a pesquisa. Se o propósito for testar um novo produto ou dispositivo para a saúde, de procedência estrangeira ou não, deverá ser indicada a situação atual de registro junto a agências regulatórias do país de origem;
c) descrição detalhada e ordenada do projeto de pesquisa (material e métodos, casuística, resultados esperados e bibliografia);
d) análise crítica de riscos e benefícios;
e) duração total da pesquisa, a partir da aprovação;
f) explicitação das responsabilidades do pesquisador, da instituição, do promotor e do patrocinador;
g) explicitação de critérios para suspender ou encerrar a pesquisa;
h) local da pesquisa: detalhar as instalações dos serviços, centros, comunidades e instituições nas quais se processarão as várias etapas da pesquisa;
i) demonstrativo da existência de infra-estrutura necessária ao desenvolvimento da pesquisa e para atender eventuais problemas dela resultantes, com a concordância documentada da instituição;
j) orçamento financeiro detalhado da pesquisa: recursos, fontes e destinação, bem como a forma e o valor da remuneração do pesquisador;
k) explicitação de acordo preexistente quanto à propriedade das informações geradas, demonstrando a inexistência de qualquer cláusula restritiva quanto à divulgação pública dos resultados, a menos que se trate de caso de obtenção de patenteamento; neste caso, os resultados devem se tornar públicos tão logo se encerre a etapa de patenteamento;
l) declaração de que os resultados da pesquisa serão tornados públicos, sejam eles favoráveis ou não; e
m) declaração sobre o uso e destinação do material e/ou dados coletados.

VI.3 - Informações relativas ao sujeito da pesquisa:

a) descrever as características da população a estudar: tamanho, faixa etária, sexo, cor (classificação do IBGE), estado geral de saúde, classes e grupos sociais, etc. Expor as razões para a utilização de grupos vulneráveis;
b) descrever os métodos que afetem diretamente os sujeitos da pesquisa;
c) identificar as fontes de material de pesquisa, tais como espécimens, registros e dados a serem obtidos de seres humanos. Indicar se esse material será obtido especificamente para os propósitos da pesquisa ou se será usado para outros fins;
d) descrever os planos para o recrutamento de indivíduos e os procedimentos a serem seguidos. Fornecer critérios de inclusão e exclusão;
e) apresentar o formulário ou termo de consentimento, específico para pesquisa, para a apreciação do Comitê de Ética em Pesquisa, incluindo infor-

mações sobre as circunstâncias sob as quais o consentimento será obtido, quem irá tratar de obtê-lo e a natureza da informação a ser fornecida aos sujeitos da pesquisa;

f) descrever qualquer risco, avaliando sua possibilidade e gravidade;

g) descrever as medidas para proteção ou minimização de qualquer risco eventual. Quando apropriado, descrever as medidas para assegurar os necessários cuidados à saúde, no caso de danos aos indivíduos. Descrever também os procedimentos para monitoramento da coleta de dados para prover a segurança dos indivíduos, incluindo as medidas de proteção à confidencialidade; e

h) apresentar previsão de ressarcimento de gastos aos sujeitos da pesquisa. A importância referente não poderá ser de tal monta que possa interferir na autonomia da decisão do indivíduo ou responsável de participar ou não da pesquisa.

VI.4 - Qualificação dos pesquisadores: "Curriculum Vitae" do pesquisador responsável e dos demais participantes.

VI.5 - Termo de compromisso do pesquisador responsável e da instituição de cumprir os termos desta Resolução.

VII – COMITÊ DE ÉTICA EM PESQUISA - CEP

Toda pesquisa envolvendo seres humanos deverá ser submetida à apreciação de um Comitê de Ética em Pesquisa.

VII.1 - As instituições nas quais se realizem pesquisas envolvendo seres humanos deverão constituir um ou mais de um Comitê de Ética em Pesquisa - CEP, conforme suas necessidades.

VII.2 - Na impossibilidade de se constituir CEP, a instituição ou o pesquisador responsável deverá submeter o projeto à apreciação do CEP de outra instituição, preferencialmente dentre os indicados pela Comissão Nacional de Ética em Pesquisa (CONEP/MS).

VII.3 - **Organização** – a organização e criação do CEP será da instituição, respeitadas as normas desta Resolução, assim como o provimento de condições adequadas para o seu funcionamento.

VII.4 - **Composição** – o CEP deverá ser constituído por colegiado com número não inferior a 7 (sete) membros. Sua constituição deverá incluir a participação de profissionais da área de saúde, das ciências exatas, sociais e humanas, incluindo, por exemplo, juristas, teólogos, sociólogos, filósofos, bioeticistas e, pelo menos, um membro da sociedade representando os usuários da instituição. Poderá variar na sua composição, dependendo das especificidades da instituição e das linhas de pesquisa a serem analisadas.

VII.5 - Terá sempre caráter multi e transdisciplinar, não devendo haver mais que metade de seus membros pertencentes à mesma categoria profissional, participando pessoas dos dois sexos. Poderá ainda contar com consultores "ad hoc", pessoas pertencentes ou não à instituição com a finalidade de fornecer subsídios técnicos.

VII.6 - No caso de pesquisas em grupos vulneráveis, comunidades e coletividades, deverá ser convidado um representante como membro "ad hoc" do CEP, para participar da análise do projeto específico.

VII.7 - Nas pesquisas em população indígena deverá participar um consultor familiarizado com os costumes e tradições da comunidade.

VII.8 - Os membros do CEP deverão se isentar de tomada de decisão, quando diretamente envolvidos na pesquisa em análise.

VII.9 - **Mandato e escolha dos membros** – a composição de cada CEP deverá ser definida a critério da instituição, sendo pelo menos metade dos membros com experiência em pesquisa, eleitos pelos seus pares.

A escolha da coordenação de cada Comitê deverá ser feita pelos membros que compõem o colegiado, durante a primeira reunião de trabalho. Será de três anos a duração do mandato, sendo permitida recondução.

VII.10 - **Remuneração** – os membros da CEP não poderão ser remunerados no desempenho desta tarefa, sendo recomendável, porém, que sejam dispensados nos horários de trabalho do Comitê das outras obrigações nas instituições às quais prestam serviços, podendo receber ressarcimento de despesas efetuadas com transporte, hospedagem e alimentação.

VII.11 - **Arquivo** – o CEP deverá manter em arquivo o projeto, o protocolo e os relatórios correspondentes, por 5 (cinco) anos após o encerramento do estudo.

VII.12 - **Liberdade de trabalho** – os membros dos CEPs deverão ter total independência na tomada das decisões no exercício das suas funções, mantendo sob caráter confidencial as informações recebidas. Deste modo, não podem sofrer qualquer tipo de pressão por parte de superiores hierárquicos ou pelos interessados em determinada pesquisa, devem isentar-se de envolvimento financeiro e não devem estar submetidos a conflito de interesse.

VII.13 - **Atribuições do CEP:**

a) revisar os protocolos de pesquisa envolvendo seres humanos, inclusive os multicêntricos, cabendo-lhe a responsabilidade primária pelas decisões sobre a ética da pesquisa a ser desenvolvida na instituição, de modo a garantir e resguardar a integridade e os direitos dos voluntários participantes nas referidas pesquisas;

b) emitir parecer consubstanciado por escrito, no prazo máximo de 30 (trinta) dias, identificando com clareza o ensaio, documentos estudados e datas de revisão. A revisão de cada protocolo culminará com seu enquadramento em uma das seguintes categorias:

- aprovado;
- com pendência: quando o Comitê considera o protocolo como aceitável, porém identifica determinados problemas no protocolo, no formulário do consentimento ou em ambos, e recomenda uma revisão específica ou solici-

ta uma modificação ou informação relevante, que deverá ser atendida em 60 (sessenta) dias pelos pesquisadores;

- retirado: quando, transcorrido o prazo, o protocolo permanece pendente;
- não aprovado; e
- aprovado e encaminhado, com o devido parecer, para apreciação pela Comissão Nacional de Ética em Pesquisa - CONEP/MS, nos casos previstos no capítulo VIII, item 4.c.

c) manter a guarda confidencial de todos os dados obtidos na execução de sua tarefa e arquivamento do protocolo completo, que ficará à disposição das autoridades sanitárias;

d) acompanhar o desenvolvimento dos projetos através de relatórios anuais dos pesquisadores;

e) desempenhar papel consultivo e educativo, fomentando a reflexão em torno da ética na ciência;

f) receber dos sujeitos da pesquisa ou de qualquer outra parte denúncias de abusos ou notificação sobre fatos adversos que possam alterar o curso normal do estudo, decidindo pela continuidade, modificação ou suspensão da pesquisa, devendo, se necessário, adequar o termo de consentimento. Considera-se como antiética a pesquisa descontinuada sem justificativa aceita pelo CEP que a aprovou;

g) requerer instauração de sindicância à direção da instituição em caso de denúncias de irregularidades de natureza ética nas pesquisas e, em havendo comprovação, comunicar à Comissão Nacional de Ética em Pesquisa (CONEP/MS) e, no que couber, a outras instâncias; e

h) manter comunicação regular e permanente com a CONEP/MS.

VII.14 - Atuação do CEP:

a) a revisão ética de toda e qualquer proposta de pesquisa envolvendo seres humanos não poderá ser dissociada da sua análise científica. Pesquisa que não se faça acompanhar do respectivo protocolo não deve ser analisada pelo Comitê;

b) cada CEP deverá elaborar suas normas de funcionamento, contendo metodologia de trabalho, a exemplo de: elaboração das atas; planejamento anual de suas atividades; periodicidade de reuniões; número mínimo de presentes para início das reuniões; prazos para emissão de pareceres; critérios para solicitação de consultas de *experts* na área em que se desejam informações técnicas; modelo de tomada de decisão, etc.

VIII – COMISSÃO NACIONAL DE ÉTICA EM PESQUISA (CONEP/MS)

A Comissão Nacional de Ética em Pesquisa (CONEP/MS) é uma instância colegiada de natureza consultiva, deliberativa, normativa, educativa, independente, vinculada ao Conselho Nacional de Saúde.

O Ministério da Saúde adotará as medidas necessárias para o funcionamento pleno da Comissão e de sua Secretaria executiva.

VIII.1- **Composição** – a CONEP terá composição multi e transdisciplinar, com pessoas de ambos os sexos e deverá ser composta por 13 (treze) membros titulares e seus suplentes, sendo 5 (cinco) deles personalidades destacadas no campo da ética na pesquisa e na saúde e 8 (oito) personalidades com destacada atuação nos campos teológico, jurídico e outros, assegurando-se de que pelo menos um seja da área de gestão da saúde. Os membros serão selecionados, a partir de listas indicativas elaboradas pelas instituições que possuem CEP registrados na CONEP, sendo que 7 (sete) serão escolhidos pelo Conselho Nacional de Saúde e 6 (seis) serão definidos por sorteio. Poderá contar também com consultores e membros "ad hoc", assegurada a representação dos usuários.

VIII.2- Cada CEP poderá indicar duas personalidades.

VIII.3- O mandato dos membros da CONEP será de quatro anos com renovação alternada a cada dois anos, de sete ou seis de seus membros.

VIII.4- **Atribuições da CONEP** – compete à CONEP o exame dos aspectos éticos da pesquisa envolvendo seres humanos, bem como a adequação e atualização das normas atinentes. A CONEP consultará a sociedade sempre que julgar necessário, cabendo-lhe, entre outras, as seguintes atribuições:

a) estimular a criação de CEPs institucionais e de outras instâncias;
b) registrar os CEPs institucionais e de outras instâncias;
c) aprovar, no prazo de 60 dias, e acompanhar os protocolos de pesquisa em áreas temáticas especiais como:
    1. genética humana;
    2. reprodução humana;
    3. fármacos, medicamentos, vacinas e testes diagnósticos novos (fases I, II e III) ou não registrados no país (ainda que em fase IV) ou quando a pesquisa for referente a seu uso com modalidades, indicações, doses ou vias de administração diferentes daquelas estabelecidas, incluindo seu emprego em combinações;
    4. equipamentos, insumos e dispositivos para a saúde novos, ou não registrados no país;
    5. novos procedimentos ainda não consagrados na literatura;
    6. populações indígenas;
    7. projetos que envolvam aspectos de biossegurança;
    8. pesquisas coordenadas do exterior ou com participação estrangeira e pesquisas que envolvam remessa de material biológico para o exterior; e
    9. projetos que, a critério do CEP, devidamente justificado, sejam julgados merecedores de análise pela CONEP;
d) prover normas específicas no campo da ética em pesquisa, inclusive nas áreas temáticas especiais, bem como recomendações para aplicação das mesmas;

e) funcionar como instância final de recursos, a partir de informações fornecidas sistematicamente, em caráter *ex-ofício* ou a partir de denúncias ou de solicitação de partes interessadas, devendo manifestar-se em prazo não superior a 60 (sessenta) dias;
f) rever responsabilidades, proibir ou interromper pesquisas, definitiva ou temporariamente, podendo requisitar protocolos para revisão ética, inclusive os já aprovados pelo CEP;
g) constituir um sistema de informação e acompanhamento dos aspectos éticos das pesquisas envolvendo seres humanos em todo o território nacional, mantendo atualizados os bancos de dados;
h) informar e assessorar o MS, o CNS e outras instâncias do SUS, bem como do governo e da sociedade, sobre questões éticas relativas à pesquisa em seres humanos;
i) divulgar esta e outras normas relativas à ética em pesquisa envolvendo seres humanos;
j) a CONEP, juntamente com outros setores do Ministério da Saúde, estabelecerá normas e critérios para o credenciamento de Centros de Pesquisa. Este credenciamento deverá ser proposto pelos setores do Ministério da Saúde, de acordo com suas necessidades, e aprovado pelo Conselho Nacional de Saúde; e
k) estabelecer suas próprias normas de funcionamento.

VIII.5 - A CONEP submeterá ao CNS para sua deliberação:

a) propostas de normas gerais a serem aplicadas às pesquisas envolvendo seres humanos, inclusive modificações desta norma;
b) plano de trabalho anual;
c) relatório anual de suas atividades, incluindo sumário dos CEP estabelecidos e dos projetos analisados.

IX – OPERACIONALIZAÇÃO

IX.1 - Todo e qualquer projeto de pesquisa envolvendo seres humanos deverá obedecer às recomendações desta Resolução e dos documentos endossados em seu preâmbulo. A responsabilidade do pesquisador é indelegável, indeclinável e compreende os aspectos éticos e legais.

IX.2 - Ao pesquisador cabe:

a) apresentar o protocolo, devidamente instruído ao CEP, aguardando o pronunciamento deste, antes de iniciar a pesquisa;
b) desenvolver o projeto conforme delineado;
c) elaborar e apresentar os relatórios parciais e final;
d) apresentar dados solicitados pelo CEP, a qualquer momento;
e) manter em arquivo, sob sua guarda, por 5 anos, os dados da pesquisa, contendo fichas individuais e todos os demais documentos recomendados pelo CEP;

f) encaminhar os resultados para publicação, com os devidos créditos aos pesquisadores associados e ao pessoal técnico participante do projeto;
g) justificar, perante o CEP, interrupção do projeto ou a não publicação dos resultados.

IX.3 - O Comitê de Ética em Pesquisa Institucional deverá estar registrado junto à CONEP/MS.

IX.4 - Uma vez aprovado o projeto, o CEP passa a ser co-responsável no que se refere aos aspectos éticos da pesquisa.

IX.5 - Consideram-se autorizados para execução os projetos aprovados pelo CEP, exceto os que se enquadrarem nas áreas temáticas especiais, os quais, após aprovação pelo CEP institucional, deverão ser enviados à CONEP/MS, que dará o devido encaminhamento.

IX.6 - Pesquisas com novos medicamentos, vacinas, testes diagnósticos, equipamentos e dispositivos para saúde deverão ser encaminhados do CEP à CONEP/MS e desta, após parecer, à Secretaria de Vigilância Sanitária.

IX.7- As agências de fomento a pesquisas e o corpo editorial das revistas científicas deverão exigir documentação comprobatória de aprovação do projeto pelo CEP e/ou CONEP, quando for o caso.

IX.8 - Os CEP institucionais deverão encaminhar trimestralmente à CONEP/MS a relação dos projetos de pesquisa analisados, aprovados e concluídos, bem como dos projetos em andamento e, imediatamente, aqueles suspensos.

X – DISPOSIÇÕES TRANSITÓRIAS

X.1 - O Grupo Executivo de Trabalho – GET, constituído através da Resolução CNS 170/95, assumirá as atribuições da CONEP até sua constituição, responsabilizando-se por:

a) tomar as medidas necessárias ao processo de criação da CONEP/MS;
b) estabelecer normas para registro dos CEP institucionais.

X.2- O GET terá 180 dias para finalizar as suas tarefas.

X.3 - Os CEP das instituições devem proceder, no prazo de 90 (noventa) dias, ao levantamento e análise, se for caso, dos projetos de pesquisa em seres humanos já em andamento, devendo encaminhar à CONEP/MS, a relação dos mesmos.

X.4 - Fica revogada a Resolução 01/88.

ADIB D. JATENE

Presidente do Conselho

Homologo a Resolução CNS nº 196, de 10 de outubro de 1996, nos termos do Decreto de Delegação de Competência de 12 de novembro de 1991.

ANEXO 2

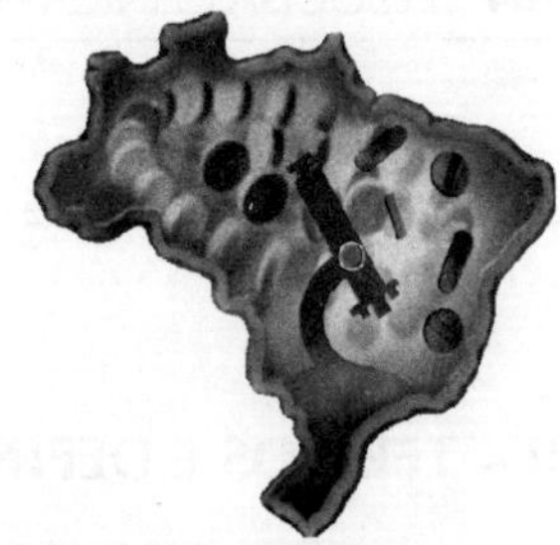

RESOLUÇÃO 251, DE 07 DE AGOSTO DE 1997

O Plenário do Conselho Nacional de Saúde em sua Décima Quinta Reunião Extraordinária, realizada no dia 05 de agosto de 1997, no uso de suas competências regimentais e atribuições conferidas pela Lei 8.080, de 19 de setembro de 1990, e pela Lei 8.142, de 28 de dezembro de 1990, resolve:

Aprovar as seguintes normas de pesquisa envolvendo seres humanos para a área temática de pesquisa com novos fármacos, medicamentos, vacinas e testes diagnósticos.

I – PREÂMBULO

I.1 - A presente Resolução incorpora todas as disposições contidas na Resolução 196/96 do Conselho Nacional de Saúde, sobre Diretrizes e Normas Regulamentadoras de Pesquisa Envolvendo Seres Humanos, da qual esta é parte complementar da área temática específica de pesquisa com novos fármacos, medicamentos, vacinas e testes diagnósticos.

I.2 - Reporta-se ainda à Resolução do Grupo Mercado Comum (GMC) 129/96, da qual o Brasil é signatário, que dispõe acerca de regulamento técnico sobre a verificação de boas práticas de pesquisa clínica.

I.3 - Deverão ser obedecidas as normas, resoluções e regulamentações emanadas da SVS/MS, subordinando-se à sua autorização para execução e subseqüente acompanhamento e controle, o desenvolvimento técnico dos projetos de pesquisa de Farmacologia Clínica (Fases I, II, III e IV de produtos não registrados no país) e de Biodisponibilidade e de Bioequivalência. Os projetos de pesquisa nesta área devem obedecer ao disposto na Lei 6.360 (23 de setembro de 1976) regulamentada pelo Decreto 79.094 (5 de janeiro de 1977).

I.4 - Em qualquer ensaio clínico e particularmente nos conflitos de interesses envolvidos na pesquisa com novos produtos, a dignidade e o bem-estar do sujeito incluído na pesquisa devem prevalecer sobre outros interesses, sejam econômicos, da ciência ou da comunidade.

I.5 - É fundamental que toda pesquisa na área temática deva estar alicerçada em normas e conhecimentos cientificamente consagrados em experiências laboratoriais, *in vitro* e conhecimento da literatura pertinente.

I.6 - É necessário que a investigação de novos produtos seja justificada e que os mesmos efetivamente acarretem avanços significativos em relação aos já existentes.

II – TERMOS E DEFINIÇÕES

II.1 - Pesquisas com novos fármacos, medicamentos, vacinas ou testes diagnósticos - Refere-se às pesquisas com estes tipos de produtos em fase I, II ou III, ou não registrados no país, ainda que fase IV quando a pesquisa for referente ao seu uso com modalidades, indicações, doses ou vias de administração diferentes daquelas estabelecidas quando da autorização do registro, incluindo seu emprego em combinações, bem como os estudos de biodisponibilidade e/ou bioequivalência.

II.2 - Ficam incorporados, passando a fazer parte da presente Resolução, os termos a seguir referidos que constam da Resolução do Grupo Mercado Comum (GMC 129/96):

a) Fase I

É o primeiro estudo em seres humanos, em pequenos grupos de pessoas voluntárias, em geral sadias, de um novo princípio ativo, ou nova formulação pesquisado geralmente em pessoas voluntárias. Estas pesquisas se propõem estabelecer uma evolução preliminar da segurança e do perfil farmacocinético e, quando possível, um perfil farmacodinâmico.

b) Fase II

(Estudo Terapêutico Piloto)

Os objetivos do Estudo Terapêutico Piloto visam demonstrar a atividade e estabelecer a segurança a curto prazo do princípio ativo, em pacientes afetados por uma determinada enfermidade ou condição patológica. As pesquisas realizam-se em um número limitado (pequeno) de pessoas e freqüentemente são seguidas de um estudo de administração. Deve ser possível, também, estabelecer-se as relações dose-resposta, com o objetivo de obter sólidos antecedentes para a descrição de estudos terapêuticos ampliados (Fase III).

c) Fase III

(Estudo Terapêutico Ampliado)

São estudos realizados em grandes e variados grupos de pacientes, com o objetivo de determinar:

- o resultado do risco/benefício a curto e longo prazos das formulações do princípio ativo;
- de maneira global (geral) o valor terapêutico relativo.

Exploram-se nesta fase o tipo e perfil das reações adversas mais freqüentes, assim como características especiais do medicamento e/ou especialidade medicinal, por exemplo: interações clinicamente relevantes, principais fatores modificatórios do efeito, tais como idade etc.

d) Fase IV

São pesquisas realizadas depois de comercializado o produto e/ou especialidade medicinal.

Estas pesquisas são executadas com base nas características com que foi autorizado o medicamento e/ou especialidade medicinal. Geralmente são estudos de vigilância pós-comercialização, para estabelecer o valor terapêutico, o surgimento de novas reações adversas e/ou confirmação da freqüência de surgimento das já conhecidas, e as estratégias de tratamento.

Nas pesquisas de fase IV devem-se seguir as mesmas normas éticas e científicas aplicadas às pesquisas de fases anteriores.

Depois que um medicamento e/ou especialidade medicinal tenha sido comercializado, as pesquisas clínicas desenvolvidas para explorar novas indicações, novos métodos de administração ou novas combinações (associações) etc. são consideradas como pesquisa de novo medicamento e/ou especialidade medicinal.

e) Farmacocinética

Em geral, são todas as modificações que um sistema biológico produz em um princípio ativo.

Operativamente, é o estudo da cinética (relação quantitativa entre a variável independente tempo e a variável dependente concentração) dos processos de absorção, distribuição, biotransformação e excreção dos medicamentos (princípios ativos e/ou seus metabólitos).

f) Farmacodinâmica

São todas as modificações que um princípio ativo produz em um sistema biológico. Do ponto de vista prático, é o estudo dos efeitos bioquímicos e fisiológicos dos medicamentos e seus mecanismos de ação.

g) Margem de Segurança

Indicador farmacodinâmico que expressa a diferença entre a dose tóxica (por exemplo, DL 50) e a dose efetiva (por exemplo, DE 50).

h) Margem Terapêutica

É a relação entre a dose máxima tolerada, ou também tóxica, e a dose terapêutica (dose tóxica/dose terapêutica). Em farmacologia clínica se emprega como equivalente de Índice Terapêutico.

III – RESPONSABILIDADE DO PESQUISADOR

III.1 - Reafirma-se a responsabilidade indelegável e intransferível do pesquisador nos termos da Resolução 196/96. Da mesma forma reafirmam-se todas as responsabilidades previstas na referida Resolução, em particular a garantia de condições para o atendimento dos sujeitos da pesquisa.

III.2 - O pesquisador responsável deverá:

a) apresentar ao Comitê de Ética em Pesquisa - CEP - o projeto de pesquisa completo, nos termos da Resolução, 196/96 e desta Resolução;

b) manter em arquivo, respeitando a confidencialidade e o sigilo, as fichas correspondentes a cada sujeito incluído na pesquisa, por 5 anos, após o término da pesquisa;
c) apresentar relatório detalhado sempre que solicitado ou estabelecido pelo CEP, pela Comissão Nacional de Ética em Pesquisa - CONEP ou pela Secretaria de Vigilância Sanitária - SVS/MS;
d) comunicar ao CEP a ocorrência de efeitos colaterais e/ou de reações adversas não esperadas;
e) comunicar também propostas de eventuais modificações no projeto e/ou justificativa de interrupção, aguardando a apreciação do CEP, exceto em caso urgente para salvaguardar a proteção dos sujeitos da pesquisa, devendo então ser comunicado o CEP *a posteriori*, na primeira oportunidade;
f) colocar à disposição, do CEP, da CONEP e da SVS/MS toda informação devidamente requerida;
g) proceder à análise contínua dos resultados, à medida que prossegue a pesquisa, com o objetivo de detectar o mais cedo possível benefícios de um tratamento sobre outro ou para evitar efeitos adversos em sujeitos de pesquisa;
h) apresentar relatórios periódicos dentro de prazos estipulados pelo CEP havendo, no mínimo, relatório semestral e relatório final;
i) dar acesso aos resultados de exames e de tratamento ao médico do paciente e/ou ao próprio paciente sempre que solicitado e/ou indicado;
j) recomendar que a mesma pessoa não seja sujeito de pesquisa em novo projeto antes de decorrido um ano de sua participação em pesquisa anterior, a menos que possa haver benefício direto ao sujeito da pesquisa.

IV – PROTOCOLO DE PESQUISA

IV.1 - O protocolo deve conter todos os itens referidos no Cap. VI da Resolução 196/96 e ainda as informações farmacológicas básicas adequadas à fase do projeto, em cumprimento da Res. GMC 129/96 - Mercosul - incluindo:

a) especificação e fundamentação da fase de pesquisa clínica na qual se realizará o estudo, demonstrando que fases anteriores já foram cumpridas;
b) descrição da substância farmacológica ou produto em investigação, incluindo a fórmula química e/ou estrutural e um breve sumário das propriedades físicas, químicas e farmacêuticas relevantes. Quaisquer semelhanças estruturais com outros compostos conhecidos devem ser também mencionadas;
c) apresentação detalhada da informação pré-clínica necessária para justificar a fase do projeto, contendo relato dos estudos experimentais (materiais e métodos, animais utilizados, testes laboratoriais, dados referentes a farmacodinâmica, margem de segurança, margem terapêutica, farmacocinética e toxicologia, no caso de drogas, medicamentos ou vacinas). Os resultados pré-clínicos devem ser acompanhados de uma discus-

são quanto à relevância dos achados em conexão com os efeitos terapêuticos esperados e possíveis efeitos indesejados em humanos;

d) os dados referentes à toxicologia pré-clínica compreendem o estudo da toxicidade aguda, subaguda a doses repetidas e toxicidade crônica (doses repetidas);

e) os estudos de toxicidade deverão ser realizados pelo menos em 3 espécies animais, de ambos os sexos, das quais uma deverá ser de mamíferos não roedores;

f) no estudo da toxicidade aguda deverão ser utilizadas duas vias de administração, sendo que uma delas deverá estar relacionada com a recomendada para o uso terapêutico proposto e a outra deverá ser uma via que assegure a absorção do fármaco;

g) no estudo da toxicidade subaguda e a doses repetidas e da toxicidade crônica, a via de administração deverá estar relacionada com a proposta de emprego terapêutico: a duração do experimento deverá ser de no mínimo 24 semanas;

h) na fase pré-clínica, os estudos da toxicidade deverão abranger também a análise dos efeitos sobre a fertilidade, embriotoxicidade, atividade mutagênica, potencial oncogênico (carcinogênico) e ainda outros estudos, de acordo com a natureza do fármaco e da proposta terapêutica;

i) de acordo com a importância do projeto, tendo em vista a premência de tempo, e na ausência de outros métodos terapêuticos, o CEP poderá aprovar projetos sem cumprimento de todas as fases da farmacologia clínica; neste caso deverá haver também aprovação da CONEP e da SVS/MS;

j) informação quanto à situação das pesquisas e do registro do produto no país de origem;

k) apresentação das informações clínicas detalhadas obtidas durante as fases prévias, relacionadas a segurança, farmacodinâmica, eficácia, dose-resposta, observadas em estudos no ser humano, seja voluntários sadios ou pacientes. Se possível, cada ensaio deve ser resumido individualmente, com descrição de objetivos, desenho, método, resultados (segurança e eficácia) e conclusões. Quando o número de estudos for grande, resumir em grupos por fase para facilitar a discussão dos resultados e de suas implicações;

l) justificativa para o uso de placebo e eventual suspensão de tratamento (*washout*);

m) assegurar por parte do patrocinador ou, na sua inexistência, por parte da instituição, pesquisador ou promotor, acesso ao medicamento em teste, caso se comprove sua superioridade em relação ao tratamento convencional;

n) em estudos multicêntricos o pesquisador deve, na medida do possível, participar do delineamento do projeto antes de ser iniciado. Caso não seja possível, deve declarar que concorda com o delineamento já elaborado e que o seguirá;

o) o pesquisador deve receber do patrocinador todos os dados referentes ao fármaco;
p) o financiamento não deve estar vinculado a pagamento *per capita* dos sujeitos efetivamente recrutados;
q) o protocolo deve ser acompanhado do termo de consentimento: quando se tratar de sujeitos cuja capacidade de autodeterminação não seja plena, além do consentimento do responsável legal, deve ser levada em conta a manifestação do próprio sujeito, ainda que com capacidade reduzida (por exemplo, idoso) ou não desenvolvida (por exemplo, criança);
r) pesquisa em pacientes psiquiátricos: o consentimento, sempre que possível, deve ser obtido do próprio paciente. É imprescindível que, para cada paciente psiquiátrico candidato a participar da pesquisa, se estabeleça o grau de capacidade de expressar o consentimento livre e esclarecido, avaliado por profissional psiquiatra e que não seja pesquisador envolvido no projeto.

No caso de drogas com ação psicofarmacológica deve ser feita análise crítica quanto aos riscos eventuais de se criar dependência.

IV.2 - Inclusão na pesquisa de sujeitos sadios:

a) justificar a necessidade de sua inclusão no projeto de pesquisa. Analisar criticamente os riscos envolvidos;
b) descrever as formas de recrutamento, não devendo haver situação de dependência;
c) no caso de drogas com ação psicofarmacológica, analisar criticamente os riscos de se criar dependência.

V – ATRIBUIÇÕES DO CEP

V.1 - O CEP assumirá com o pesquisador a co-responsabilidade pela preservação de condutas eticamente corretas no projeto e no desenvolvimento da pesquisa, cabendo-lhe ainda:

a) emitir parecer consubstanciado apreciando o embasamento científico e a adequação dos estudos das fases anteriores, inclusive pré-clínica, com ênfase na segurança, toxicidade, reações ou efeitos adversos, eficácia e resultados;
b) aprovar a justificativa do uso de placebo e *washout*;
c) solicitar ao pesquisador principal os relatórios parciais e final, estabelecendo os prazos (no mínimo um relatório semestral) de acordo com as características da pesquisa. Cópias dos relatórios devem ser enviadas à SVS/MS;
d) no caso em que, para o recrutamento de sujeitos da pesquisa, se utilizem avisos em meios de comunicação, os mesmos deverão ser autorizados pelo CEP. Não se deverá indicar de forma implícita ou explícita que o produto em investigação é eficaz e/ou seguro ou que é equivalente ou melhor que outros produtos existentes;

e) convocar sujeitos da pesquisa para acompanhamento e avaliação;

f) requerer à direção da instituição a instalação de sindicância, a suspensão ou interrupção da pesquisa, comunicando o fato à CONEP e à SVS/MS;

g) qualquer indício de fraude ou infringência ética de qualquer natureza deve levar o CEP a solicitar a instalação de Comissão de Sindicância e comunicar, à CONEP, SVS/MS e demais órgãos (direção da Instituição, Conselhos Regionais pertinentes), os resultados;

h) comunicar à CONEP e a SVS/MS a ocorrência de eventos adversos graves;

i) comunicar à instituição a ocorrência ou existência de problemas de responsabilidade administrativa que possam interferir com a ética da pesquisa: em seguida dar ciência à CONEP e à SVS/MS, e, se for o caso, aos Conselhos Regionais.

V.2 - Fica delegado ao CEP a aprovação do ponto de vista da ética, dos projetos de pesquisa com novos fármacos, medicamentos e testes diagnósticos, devendo porém ser encaminhado à CONEP, e à SVS/MS:

a) cópia do parecer consubstanciado de aprovação, com folha de rosto preenchida;

b) parecer sobre os relatórios parciais e final da pesquisa;

c) outros documentos que, eventualmente, o próprio CEP, a CONEP ou a SVS considerem necessários.

V.3 - Em pesquisas que abrangem pacientes submetidos a situações de emergência ou de urgência, caberá ao CEP aprovar previamente as condições ou limites em que se dará o consentimento livre e esclarecido, devendo o pesquisador comunicar oportunamente ao sujeito da pesquisa sua participação no projeto.

V.4 - Avaliar se estão sendo asseguradas todas as medidas adequadas, nos casos de pesquisas em seres humanos cuja capacidade de autodeterminação seja ou esteja reduzida ou limitada.

VI – OPERACIONALIZAÇÃO

VI.1 - A CONEP exercerá suas atribuições nos termos da Resolução 196/96, com destaque para as seguintes atividades:

a) organizar, com base nos dados fornecidos pelos CEPs (parecer consubstanciado de aprovação, folha de rosto devidamente preenchida, relatórios parciais e final, etc.) o sistema de informação e acompanhamento (item VIII.9.g, da Resolução 196/96);

b) organizar sistema de avaliação e acompanhamento das atividades dos CEP. Tal sistema, que deverá também servir para o intercâmbio de informações e para a troca de experiências entre os CEP, será disciplinado por normas específicas da CONEP, tendo, porém, a característica de atuação interpares, isto é, realizada por membros dos diversos CEP, com relatório à CONEP;

c) comunicar às autoridades competentes, em particular à Secretária de Vigilância Sanitária/MS, para as medidas cabíveis, os casos de infração ética apurados na execução dos projetos de pesquisa;
d) prestar as informações necessárias aos órgãos do Ministério da Saúde, em particular à Secretaria de Vigilância Sanitária, para o pleno exercício das suas respectivas atribuições, no que se refere às pesquisas abrangidas pela presente Resolução.

VI.2 - A Secretaria de Vigilância Sanitária/MS exercerá suas atribuições nos termos da Resolução 196/96, com destaque para as seguintes atividades:

a) comunicar, por escrito, à CONEP os eventuais indícios de infrações de natureza ética que sejam observados ou detectados durante a execução dos projetos de pesquisa abrangidos pela presente Resolução;
b) prestar, quando solicitado ou julgado pertinente, as informações necessárias para o pleno exercício das atribuições da CONEP;
c) nos casos de pesquisas envolvendo situações para as quais não há tratamento consagrado ("uso humanitário" ou "por compaixão") poderá vir a ser autorizada a liberação do produto, em caráter de emergência, desde que tenha havido aprovação pelo CEP, ratificada pela CONEP e pela SVS/MS;
d) normatizar seus procedimentos operacionais internos, visando ao efetivo controle sanitário dos produtos objeto de pesquisa clínica.

CARLOS CÉSAR S. DE ALBUQUERQUE

Presidente do Conselho Nacional de Saúde

Homologo a Resolução CNS 251, de 05 de agosto de 1997, nos termos do Decreto de Delegação de Competência de 12 de novembro de 1991.

ANEXO 3

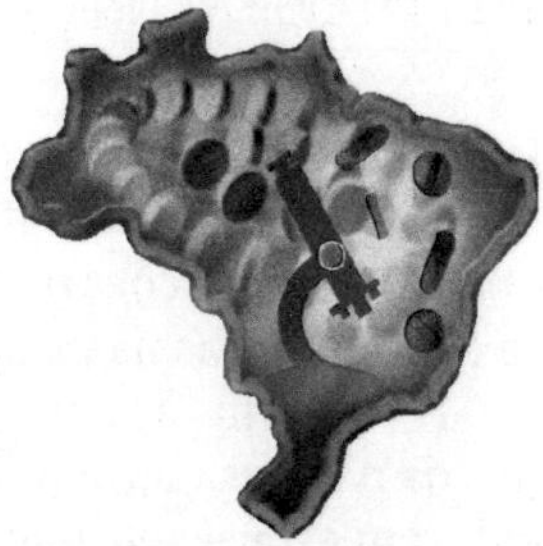

RESOLUÇÃO 292/MS/CNS, DE 8 DE JULHO DE 1999

DOU DE 15/09/99

O Plenário do Conselho Nacional de Saúde em sua Octogésima Oitava Reunião Ordinária, realizada nos dias 07 e 08 de julho de 1999, no uso de suas competências regimentais e atribuições conferidas pela Lei 8.080, de 19 de setembro de 1990, e pela Lei 8.142, de 28 de dezembro de 1990, e

CONSIDERANDO a necessidade de regulamentação complementar da Resolução CNS n.º 196/96 (Diretrizes e Normas Regulamentadoras de Pesquisa Envolvendo Seres Humanos), atribuição da CONEP conforme item VIII.4.d da mesma Resolução, no que diz respeito à área temática especial "pesquisas coordenadas do exterior ou com participação estrangeira e pesquisas que envolvam remessa de material biológico para o exterior" (item VIII.4.c.8), resolve: aprovar a seguinte norma:

I – Definição: São consideradas pesquisas coordenadas do exterior ou com participação estrangeira, as que envolvem, na sua promoção e/ou execução:

a) a colaboração de pessoas físicas ou jurídicas estrangeiras, sejam públicas ou privadas;
b) o envio e/ou recebimento de materiais biológicos oriundos do ser humano;
c) o envio e/ou recebimento de dados e informações coletadas para agregação nos resultados da pesquisa;
d) os estudos multicêntricos internacionais.

I.1 - Respeitadas as condições acima, não se incluem nessa área temática:

a) pesquisas totalmente realizadas no país por pesquisador estrangeiro que pertença ao corpo técnico de entidade nacional;
b) pesquisas desenvolvidas por multinacional com sede no país.

II.1 - Comprovar a participação brasileira e identificar o pesquisador e instituição nacionais co-responsáveis.

II.2 - Explicitar as responsabilidades, os direitos e obrigações, mediante acordo entre as partes envolvidas.

III - A presente Resolução incorpora todas as disposições contidas na Resolução n.º 196/96 do Conselho Nacional de Saúde, sobre Diretrizes e Normas Regulamentadoras de Pesquisas Envolvendo Seres Humanos, da qual esta é parte complementar da área temática específica.

III.1 - Resoluções do CNS referentes a outras áreas temáticas simultaneamente contempladas na pesquisa deverão ser cumpridas, no que couber.

IV - Os ônus e benefícios advindos do processo de investigação e dos resultados da pesquisa devem ser distribuídos de forma justa entre as partes envolvidas e devem estar explicitados no protocolo.

V - O pesquisador e a instituição nacionais devem estar atentos às normas e disposições legais sobre remessa de material para o exterior e às que protegem a propriedade industrial e/ou transferência tecnológica (Lei n.º 9.279 de 14/05/96 que regula direitos e obrigações relativos à propriedade industrial, Decreto n.º 2.553/98 que a regulamenta e Lei n.º 9.610/98 sobre direito autoral), explicitando, quando couber, os acordos estabelecidos, além das normas legais vigentes sobre remessa de material biológico para o exterior.

VI - Durante o decurso da pesquisa os patrocinadores e pesquisadores devem comunicar, aos Comitês de Ética em Pesquisa – CEP, informações relevantes de interesse público, independentemente dos relatórios periódicos previstos.

VII - Na elaboração do protocolo deve-se realizar de modo especial pela apresentação dos seguintes itens:

VII.1 - Documento de aprovação emitido por Comitê de Ética em Pesquisa ou equivalente de instituição do país de origem, que promoverá ou que também executará o projeto.

VII.2 - Quando não estiver previsto o desenvolvimento do projeto no país de origem, a justificativa deve ser colocada no protocolo para apreciação do CEP da instituição brasileira.

VII.3 - Detalhamento dos recursos financeiros envolvidos: fontes (se internacional e estrangeira e se há contrapartida nacional/institucional), forma e valor de remuneração do pesquisador e outros recursos humanos, gastos com infra-estrutura e impacto na rotina do serviço de saúde da instituição onde se realizará. Deve-se evitar, na medida do possível, que o aporte de recursos financeiros crie situações de discriminação entre profissionais e/ou entre os usuários, uma vez que esses recursos podem conduzir a benefícios extraordinários para os participantes e sujeitos da pesquisa.

VII.4 - Declaração do promotor ou patrocinador, quando houver, de compromisso em cumprir os termos das resoluções do CNS relativas à ética na pesquisa que envolve seres humanos.

VII.5 - Declaração do uso do material biológico e dos dados e informações coletados exclusivamente para os fins previstos no protocolo, de todos os que vão manipular o material.

VII.6 - Parecer do pesquisador sobre o protocolo, caso tenha sido impossível a sua participação no delineamento do projeto.

VIII - Dentro das atribuições previstas no item VIII.4.c.8 da Resolução n.º 196/96, cabe à CONEP, após a aprovação do CEP institucional, apreciar as pesquisas enquadradas nessa área temática, ainda que simultaneamente enquadradas em outras.

VIII.1 - Os casos omissos, referentes aos aspectos éticos da pesquisa, serão resolvidos pela Comissão Nacional de Ética em Pesquisa.

JOSÉ SERRA

Presidente do Conselho

Homologo a Resolução CNS n.º 292, de 08 de julho de 1999, nos termos do Decreto de Delegação de Competência de 12 de novembro de 1991.

JOSÉ SERRA

Ministro de Estado da Saúde

(Of. n.º 325/99)

ANEXO 4

RESOLUÇÃO 303, DE 6 DE JULHO DE 2000

O Plenário do Conselho Nacional de Saúde, em sua Nonagésima Nona Reunião Ordinária, realizada nos dias 05 e 06 de julho de 2000, no uso de suas competências regimentais e atribuições conferidas pela Lei nº 8.080, de 19 de setembro de 1990, e pela Lei nº 8.142, de 28 de dezembro de 1990, e **Considerando**:

– A necessidade de regulamentação complementar da Resolução CNS nº 196/96 (Diretrizes e Normas Regulamentadoras de Pesquisas Envolvendo Seres Humanos), atribuição da CONEP conforme item VIII.4.d da mesma Resolução, no que diz respeito à area temática especial "reprodução humana" (item VIII.4.c.2), resolve aprovar a seguinte norma:

I - Definição: Pesquisas em Reprodução Humana são aquelas que se ocupam com o funcionamento do aparelho reprodutor, procriação e fatores que afetam a saúde reprodutiva da pessoa humana.

II - Nas pesquisas com intervenção em:

- Reprodução Assistida;
- Anticoncepção;
- Manipualação de Gametas, Pré-embriões, Embriões e Feto;
- Medicina Fetal.

O CEP deverá examinar o protocolo, elaborar o Parecer consubstanciado e encaminhar ambos à CONEP com a documentação completa conforme Resolução CNS nº 196/96, itens VII. 13.a, b; VIII.4.c.2.

Caberá à CONEP a provação final destes protocolos.

III - Fica delegada ao CEP a aparovação das pesquisas envolvendo outras áreas de reprodução humana.

IV - Nas pesquisas em Reprodução Humana serão considerados "sujeitos da pesquisa" todos os que forem afetados pelos procedimentos da mesma.

V - A presente Resolução incorpora todas as disposições contidas na Resolução CNS 196/96, da qual esta faz parte complementar e em outras resoluções do CNS referentes a outras áreas temáticas, simultaneamente contempladas na pesquisa, que deverão ser cumpridas no que couber.

JOSÉ SERRA

Presidente do Conselho Nacional de Saúde

Homologo a Resolução CNS nº 303, de 06 de julho de 2000, nos termos do Decreto de Delegação de Competência de 12 de novembro de 1991.

JOSÉ SERRA

Ministro de Estado da Saúde

ANEXO 5

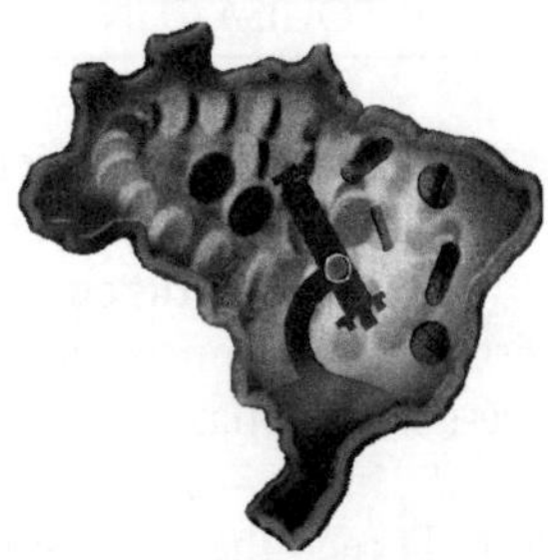

RESOLUÇÃO 304, DE 9 DE AGOSTO DE 2000

O Plenário do Conselho Nacional de Saúde, em sua Centésima Reunião Ordinária, realizada nos dias 09 e 10 de agosto de 2000, no uso de suas competências regimentais e atribuições conferidas pela Lei nº 8.080, de 19 de setembro de 1990, e pela Lei nº 8.142, de 28 de dezembro de 1990, e Considerando:

– A necessidade de regulamentação complementar da Resolução CNS nº 196/96 (Diretrizes e Normas Regulamentadoras de Pesquisas Envolvendo Seres Humanos), atribuição da CONEP conforme item VIII.4.d da mesma Resolução, no que diz respeito à área temática especial "populações indígenas" (item VIII.4.c.6).

Resolve;

– Aprovar as seguintes Normas para Pesquisas Envolvendo Seres Humanos – Área de Povos Indígenas.

I - **Preâmbulo**

A presente resolução procura afirmar o respeito devido aos direitos dos povos indígenas no que se refere ao desenvolvimento teórico e prático de pesquisa em seres humanos que envolvam a vida, os territórios, as culturas e os recursos naturais dos povos indígenas do Brasil. Reconhece ainda o direito de participação dos índios nas decisões que os afetem.

Estas normas incorporam, as diretrizes já previstas na Resolução 196/96, do Conselho Nacional de Saúde, e fundamenta-se nos principais documentos internacionais sobre direitos humanos da ONU, em particular a Convenção 169 sobre Povos Indígenas e Tribais em Países Independentes e Resolução sobre a Ação da OIT – Organização Internacional do Trabalho – Concernente aos Povos Indígenas e Tribais, de 1989, da Constituição da República Federativa do Brasil (Título VIII, Capítulo VIII Dos Índios) e de toda a legislação nacional de amparo e respeito aos direitos dos povos indígenas enquanto sujeitos individuais e coletivos de pesquisa.

As pesquisas envolvendo comunidades ou indivíduos indígenas devem corresponder a atender às exigências éticas e científicas indicadas na Res. CNS 196/96 que contém as diretrizes e normas regulamentadoras de pesquisas envolvendo seres humanos e suas complementares. Em especial deve-se atender também à Resolução CNS 292/99 sobre pesquisa com cooperação estrangeira, além de outras resoluções do CNS sobre ética em pesquisa, os Decretos 86715 de 10/12/81 e 96830, de 15/01/90 que regulamenta o visto temporário para estrangeiros.

II - **Termos e Definições**

A presente resolução adota no seu âmbito as seguintes definições:

1 - **Povos Indígenas** – povos com organizações e identidades próprias, em virtude da consciência de sua continuidade histórica como sociedades pré-colombianas.

2 - **Índio** – quem se considera pertencente a uma comunidade indígena e é por ela reconhecido como membro.

3 - **Índios isolados** – indivíduos ou grupos que evitam ou não estão em contato com a sociedade envolvente.

III - **Aspectos Éticos da pesquisa envolvendo povos indígenas.**

As pesquisas envolvendo povos indígenas devem obedecer também aos referenciais da bioética, considerando-se as peculiaridades de cada povo e/ou comunidade.

1 - Os benefícios e vantagens resultantes do desenvolvimento de pesquisa, devem atender às necessidades de indivíduos ou grupos alvos do estudo, ou das sociedades afins e/ou da sociedade nacional, levando-se em consideração a promoção e manutenção do bem-estar, a conservação e proteção da diversidade biológica, cultural, a saúde individual e coletiva e a contribuição ao desenvolvimento do conhecimento e tecnologia próprias.

2 - Qualquer pesquisa envolvendo a pessoa do índio ou a sua comunidade deve:

2.1 - Respeitar a visão de mundo, os costumes, atitudes estéticas, crenças religiosas, organização social, filosofias peculiares, diferenças lingüísticas e estrutura política.

2.2 - Não admitir exploração física, mental, psicológica ou intelectual e social dos indígenas.

2.3 - Não admitir situações que coloquem em risco a integridade e o bem-estar físico, mental e social.

2.4 - Ter a concordância da comunidade alvo da pesquisa que pode ser obtida por intermédio das respectivas organizações indígenas ou conselhos locais, sem prejuízo do consentimento individual, que em comum acordo com as referidas comunidades designarão o intermediário para o contato entre pesquisador e a comunidade. Em pesquisas na área de saúde deverá ser comunicado o Conselho Distrital.

2.5 - Garantir igualdade de consideração dos interesses envolvidos, levando em conta a vulnerabilidade do grupo em questão.

3 - Recomenda-se, preferencialmente, a não realização de pesquisas em comunidades de índios isolados. Em casos especiais devem ser apresentadas justificativas detalhadas.

4 - Será considerado eticamente inaceitável o patenteamento por outrem de produtos químicos e material biológico de qualquer natureza obtidos a partir de pesquisas com povos indígenas.

5 - A formação de bancos de DNA, de linhagens de células ou de quaisquer outros materiais biológicos relacionados aos povos indígenas, não é admitida sem a expressa concordância da comunidade envolvida, sem a apresentação

detalhada da proposta no protocolo de pesquisa a ser submetido ao Comitê de Ética em Pesquisa – CEP e à Comissão Nacional de Ética em Pesquisa – CONEP, e a formal aprovação do CEP e da CONEP.

6 - A não observância a qualquer um dos itens acima deverá ser comunicada ao CEP institucional e à CONEP do Conselho Nacional de Saúde, para as providências cabíveis.

IV - **O protocolo da pesquisa**

O protocolo a ser submetido à avaliação ética deverá atender ao item VI da Resolução 196/96, acrescentando-se:

1 - Compromisso de obtenção da anuência das comunidades envolvidas tal como previsto no item III § 2 desta norma, descrevendo-se o processo de obtenção da anuência.

2 - Descrição do processo de obtenção e de registro do Termo de Consentimento Livre e Esclarecido – TCLE, assegurada a adequação às peculiaridades culturais e lingüísticas dos envolvidos.

V - **Proteção:**

1 - A realização da pesquisa poderá a qualquer tempo ser suspensa, obedecido o disposto no item III.3.z. da Resolução 196/96, desde que:

1.1 - Seja solicitada a sua interrupção pela comunidade indígena em estudo;

1.2 - A pesquisa em desenvolvimento venha a gerar conflitos e/ou qualquer tipo de mal-estar dentro da comunidade.

1.3 - Haja violação nas formas de organização e sobrevivência da comunidade indígena, relacionadas principalmente à vida dos sujeitos, aos recursos humanos, aos recursos fitogenéticos, ao conhecimento das propriedades do solo, do subsolo, da fauna e flora, às tradições orais e a todas as expressões artísticas daquela comunidade.

VI - **Atribuições da CONEP**

1 - Dentro das atribuições previstas no item VIII.4.c.6 da Resolução CNS 196/96, cabe à CONEP, após a aprovação do CEP institucional, apreciar as pesquisas enquadradas nessa área temática, ainda que simultaneamente enquadradas em outra.

2 - Parecer da Comissão Intersetorial de Saúde do Índio (CISI), quando necessária consultoria, poderá ser solicitado pela CONEP.

3 - Os casos omissos referentes aos aspectos éticos da pesquisa, serão envolvidos pela Comissão Nacional de Ética em Pesquisa.

JOSÉ SERRA
Presidente do Conselho Nacional de Saúde

Homologo a Resolução CNS nº 304, de 10 de agosto de 2000, nos termos do Decreto de Delegação de Competência de 12 de novembro de 1991.

JOSÉ SERRA
Ministro de Estado da Saúde

ANEXO 6

CÓDIGO DE NÜREMBERG - 1947

1. O consentimento voluntário do ser humano é absolutamente essencial. Isso significa que as pessoas que serão submetidas ao experimento devem ser legalmente capazes de dar consentimento; essas pessoas devem exercer o livre direito de escolha sem qualquer intervenção de elementos de força, fraude, mentira, coação, astúcia ou outra forma de restrição posterior; devem ter conhecimento suficiente do assunto em estudo para tomarem uma decisão. Esse último aspecto exige que sejam explicados às pessoas a natureza, a duração e o propósito do experimento; os métodos segundo os quais será conduzido; as inconveniências e os riscos esperados; os efeitos sobre a saúde ou sobre a pessoa do participante, que eventualmente possam ocorrer, devido à sua participação no experimento. O dever e a responsabilidade de garantir a qualidade do consentimento repousam sobre o pesquisador que inicia ou dirige um experimento ou se compromete nele. São deveres e responsabilidades pessoais que não podem ser delegados a outrem impunemente.
2. O experimento deve ser tal que produza resultados vantajosos para a sociedade, que não possam ser buscados por outros métodos de estudo, mas não podem ser feitos de maneira casuística ou desnecessariamente.
3. O experimento deve ser baseado em resultados de experimentação em animais e no conhecimento da evolução da doença ou outros problemas em estudo; dessa maneira, conhecimento dos resultados prévios justificam a condição do experimento.
4. O experimento deve ser conduzido de maneira a evitar todo o sofrimento e danos desnecessários, quer físicos, quer materiais.
5. Não deve ser conduzido qualquer experimento quando existirem razões para acreditar que pode ocorrer morte ou invalidez permanente; exceto, talvez, quando o próprio médico pesquisador se submeter ao experimento.
6. O grau de risco aceitável deve ser limitado pela importância do problema que o pesquisador se propõe a resolver.
7. Devem ser tomados cuidados especiais para proteger o participante do experimento de qualquer possibilidade de dano, invalidez ou morte, mesmo que remota.

8. O experimento deve ser conduzido apenas por pessoas cientificamente qualificadas.
9. O participante do experimento deve ter a liberdade de se retirar no decorrer do experimento.
10. O pesquisador deve estar preparado para suspender os procedimentos experimentais em qualquer estágio, se ele tiver motivos razoáveis para acreditar que a continuação do experimento provavelmente causará dano, invalidez ou morte para os participantes.

ANEXO 7

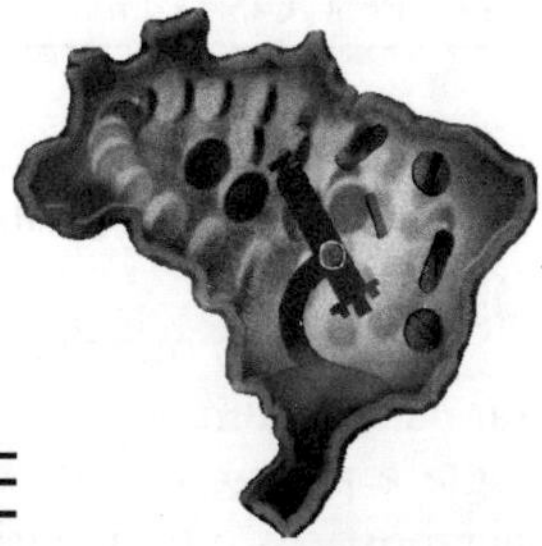

DECLARAÇÃO DE HELSINQUE

PRINCÍPIOS ÉTICOS PARA PESQUISA CLÍNICA ENVOLVENDO SERES HUMANOS

Adotado pela 18ª Assembléia Geral da Associação Médica Mundial Helsinque, Finlândia, Junho 1964 e emendas da 29ª Assembléia Geral da Associação Médica Mundial, Tóquio, Japão, Outubro 1975.

35ª Assembléia Geral da Associação Médica Mundial, Veneza, Itália, Outubro 1983.

41ª Assembléia Geral da Associação Médica Mundial, Hong Kong, Setembro 1989.

48ª Assembléia Geral da Associação Médica Mundial, Oeste de Somerset, República da África do Sul, Outubro 1996.

52ª Assembléia Geral da Associação Médica Mundial, Edinburgo, Escócia, Outubro 2000.

INTRODUÇÃO

A Associação Médica Mundial desenvolveu a Declaração de Helsinque como uma declaração de princípios éticos para fornecer orientações aos médicos e outros participantes em pesquisas clínicas envolvendo seres humanos. Pesquisa clínica envolvendo seres humanos inclui pesquisa com material humano identificável ou dados identificáveis.

É dever do médico promover e salvaguardar a saúde de seus pacientes. O conhecimento e a consciência do médico estão direcionados para o cumprimento deste dever.

A Declaração de Genebra da Associação Médica Mundial compromete o médico com as seguintes palavras: " A Saúde do meu paciente será minha primeira consideração", e o Código de Ética Médica Internacional declara que, "Um médico deve agir somente no interesse do paciente quando fornecer cuidados médicos que talvez possam prejudicar a condição física e mental do paciente".

A evolução medica é baseada na pesquisa que se fundamenta, em parte, na experimentação envolvendo seres humanos.

Em pesquisa clínica com seres humanos, considerações relacionadas ao bem-estar dos seres humanos devem prevalecer sobre os interesses da ciência e sociedade.

O objetivo principal da pesquisa clínica envolvendo seres humanos é melhorar os procedimentos profiláticos, diagnósticos e terapêuticos e entender a etiologia e patogênese da doença. Até mesmo os melhores métodos profiláticos, diagnósticos e terapêuticos comprovados devem ter, continuamente, sua eficácia, eficiência acessibilidade e qualidade testados por pesquisas.

Na prática clínica atual e na pesquisa clínica, a maioria dos procedimentos profiláticos, diagnósticos e terapêuticos envolvem riscos e encargos.

Pesquisa clínica é restrita por padrões éticos que promovem o respeito por todos os seres humanos e protegem sua saúde e direitos. Algumas populações de pesquisa são vulneráveis e necessitam de proteção especial. As necessidades particulares dos desavantajados economicamente e clinicamente devem ser reconhecidas. É necessária atenção especial também para aqueles que não podem dar ou recusar o consentimento por eles mesmos, para aqueles que podem ser sujeitos a fornecer o consentimento sob coação, para aqueles que não se beneficiarão pessoalmente da pesquisa e para aqueles para os quais a pesquisa é associada com precauções.

Os investigadores de pesquisa devem estar conscientes das exigências éticas, legais e regulatórias para pesquisa em seres humanos em seus próprios países bem como exigências internacionais cabíveis. Nenhuma exigência ética, legal e regulatória local deve poder reduzir ou eliminar quaisquer das proteções dos seres humanos publicadas nesta Declaração.

PRINCÍPIOS BÁSICOS PARA TODA PESQUISA CLÍNICA

1. É dever do médico, na pesquisa clínica, proteger a vida, saúde, privacidade e dignidade do ser humano.

2. Pesquisa clínica envolvendo seres humanos deve estar em conformidade com os princípios científicos geralmente aceitos e deve ser baseada no conhecimento minucioso da literatura científica, outras fontes de informação relevantes e em experimentação laboratorial e, quando apropriado, experimentação animal.

3. Cuidados apropriados devem ser tomados na conduta da pesquisa que possa afetar o ambiente, e o bem-estar de animais usados para pesquisa deve ser respeitado.

4. O desenho e a realização de cada procedimento experimental envolvendo seres humanos devem ser claramente discutidos no protocolo experimental. Este protocolo deve ser submetido a análise, com comentários, orientações, e quando apropriado, à aprovação de um comitê de ética médica especialmente indicado, que deve ser independente do investigador e do patrocinador do estudo ou qualquer outro tipo de influência indevida. Este comitê de ética independente deve estar de acordo com as regulações e leis locais do país no qual a pesquisa clínica será conduzida.

5. O comitê tem o direito de monitorar estudos em andamento. O pesquisador tem a obrigação de fornecer informações de monitorização ao comitê, especialmente qualquer evento adverso sério. O pesquisador deve também submeter ao comitê, para revisão, informações a respeito do financiamento, patrocinador, afiliações institucionais, outros conflitos de interesses em potencial e incentivos aos sujeitos.

6. Pesquisas clínicas envolvendo seres humanos somente deverão ser conduzidas por indivíduos cientificamente qualificados e sob a supervisão de um médico competente. A responsabilidade por paciente deverá sempre ser designada a indivíduo medicamente qualificado e nunca a critério do próprio paciente, mesmo que este tenha dado seu consentimento para tal.

7. Todo projeto de pesquisa clínica envolvendo seres humanos deve ser precedido pela avaliação cuidadosa dos possíveis riscos e encargos para o paciente e outros. Isto não impede a participação de voluntários saudáveis em pesquisa clínica. O desenho de todos os estudos deve ser publicamente disponível.

8. Os investigadores devem abster-se de se envolverem em estudos clínicos envolvendo seres humanos, a menos que estejam confiantes que os riscos envolvidos foram avaliados adequadamente e podem ser gerenciados satisfatoriamente. Os investigadores devem interromper qualquer investigação se a relação risco/benefício tornar-se desfavorável ou se houver provas conclusivas de resultados positivos e benéficos.

9. Pesquisas clínicas envolvendo seres humanos apenas deverão ser conduzidas se a importância dos objetivos excede os riscos e encargos inerentes ao paciente. Isto é de importância especial quando os seres humanos são voluntários saudáveis.

10. A pesquisa clínica é justificada apenas se há uma probabilidade razoável de que as populações nas quais a pesquisa é realizada se beneficiarão dos resultados da pesquisa.

11. Os sujeitos devem ser voluntários e participantes informados no projeto de pesquisa.

12. O direito do paciente de resguardar sua integridade deve sempre ser respeitado. Toda precaução deve ser tomada para respeitar a privacidade do sujeito, a confidencialidade das informações do sujeito e para minimizar o impacto do estudo na integridade física e mental, bem como na personalidade do paciente.

13. Em qualquer pesquisa envolvendo seres humanos, cada paciente em potencial deve estar adequadamente informado quanto aos objetivos, métodos, fontes de financiamento, quaisquer possíveis conflitos de interesse, afiliações institucionais do pesquisador, os benefícios antecipados e riscos em potencial do estudo e qualquer desconforto que possa estar vinculado. O sujeito deverá ser informado da liberdade de se abster de participar do estudo ou de retirar seu consentimento para sua participação em qualquer momento, sem retaliação. Após assegurar-se de que o sujeito entendeu toda a informação, o médico deverá então obter o consentimento informado espontâneo do paciente, preferencialmente, por escrito. Se o consentimento não puder ser obtido

por escrito, o consentimento – não escrito deve ser formalmente documentado e testemunhado.

14. Ao obter o consentimento informado, o investigador deverá ter especial atenção em relação àqueles pacientes que apresentam relação de dependência com o médico ou possam consentir a realização do estudo sob coação. Nestes casos, o consentimento informado deverá ser obtido por investigador bem informado não envolvido com a pesquisa e que seja totalmente independente desse relacionamento.

15. Para sujeitos de pesquisa que forem legalmente incompetentes, incapazes física ou mentalmente de dar o consentimento ou menores legalmente incompetentes, o investigador deverá obter o consentimento informado do representante legalmente autorizado, de acordo com a legislação apropriada. Esses grupos não devem ser incluídos em pesquisas a menos que esta seja necessária para promover a saúde da população representada e esta pesquisa não pode, em seu lugar, ser realizada em indivíduos legalmente competentes.

16. Quando um sujeito considerado legalmente incompetente, como uma criança menor, é capaz de aprovar decisões sobre a participação no estudo, o investigador deve obter esta aprovação, além do consentimento do representante legalmente autorizado.

17. Pesquisas com indivíduos dos quais não é possível obter consentimento, incluindo consentimento por procuração ou superior, deverão ser realizadas apenas se a condição física/mental que impede a obtenção do consentimento informado, seja uma característica necessária para a população da pesquisa. As razões específicas para envolver sujeitos de pesquisa com uma condição que os torna incapazes de fornecer o consentimento informado, devem estar declaradas no protocolo experimental, para consideração e aprovação pelo Comitê de Ética. O protocolo deve declarar que o consentimento para permanecer na pesquisa deve ser obtida o mais rápido possível, do indivíduo ou representante legalmente autorizado.

18. Ambos autores e editores têm obrigações éticas. Na publicação de resultados de pesquisa, o investigador é obrigado a preservar a precisão dos resultados. Resultados negativos bem como positivos devem ser publicados ou, caso contrário, devem estar disponíveis para publicação. As fontes de financiamento, afiliações institucionais e quaisquer conflitos de interesse devem ser declarados na publicação. Relatórios da experimentação que não estão de acordo com os princípios presentes nesta Declaração não devem ser aceitos para publicação.

PRINCÍPIOS ADICIONAIS PARA PESQUISA CLÍNICA COMBINADA A CUIDADOS MÉDICOS

1. Investigador pode associar pesquisa clínica a cuidados médicos, apenas até o ponto em que a pesquisa é justificada por seu valor profilático, diagnóstico e terapêutico em potencial. Quando a pesquisa clínica é combinada a cuidados

médicos, aplicam-se padrões adicionais para proteção dos pacientes que são sujeitos de pesquisa.

2. Os benefícios, riscos, encargos e eficácia de um novo método devem ser testados comparativamente com os melhores métodos atuais profiláticos, diagnósticos e terapêuticos existentes.

3. Na conclusão do estudo, todo paciente colocado no estudo deve ser ter o acesso assegurado aos melhores métodos profiláticos, diagnósticos e terapêuticos comprovados, identificados pelo estudo.

4. Médico deve informar detalhadamente o paciente quais aspectos do tratamento estão relacionados à pesquisa. A recusa do paciente em participar do estudo nunca deve interferir com a relação médico-paciente.

5. No tratamento de um paciente, quando métodos profiláticos, diagnósticos e terapêuticos comprovados não existem ou foram ineficazes, o médico, com o consentimento informado do paciente, deve ser livre para utilizar medidas profiláticas, diagnósticas e terapêuticas não comprovados ou inovadores, se no seu julgamento, esta ofereça esperança de salvar vida, restabelecimento da saúde e alívio do sofrimento. Quando possível, estas medidas devem ser objeto de pesquisa, desenhada para avaliar sua segurança ou eficácia. Em todos os casos, as novas informações devem ser registradas e, quando apropriado, publicadas. As outras diretrizes relevantes desta Declaração devem ser seguidas.

ANEXO 8

PORTARIA 911, DE 12 DE NOVEMBRO DE 1998

SEXTA-FEIRA, 13 DE NOVEMBRO DE 1998

MINISTÉRIO DA SAÚDE

SECRETARIA DE VIGILÂNCIA SANITÁRIA

PORTARIA Nº 911, DE 12 DE NOVEMBRO DE 1998

O Secretário de Vigilância Sanitária do Ministério da Saúde, no uso de suas atribuições e tendo em vista o disposto na Portaria SVS n.º 424 de 21 de maio de 1998, resolve:

Art. 1º Aprovar a relação, anexa a esta Portaria, de documentos necessários à instrução de pedidos de autorização para realização de Pesquisa Clínica com Fármacos, Medicamentos, Vacinas e Testes Diagnósticos Novos.

Art. 2º Esta Portaria entrará em vigor na data de sua publicação.

GONZALO VECINA NETO

ANEXO

Relação de documentos necessários à instrução de pedidos de autorização para realização de Pesquisa Clínica com Fármacos, Medicamentos, Vacinas e Testes Diagnósticos Novos.

Documento 1:

Ofício de encaminhamento do Projeto de Pesquisa Clínica oriundo do Pesquisador Principal ou do patrocinador, quando houver, à Secretária de Vigilância Sanitária, citando o Título da Pesquisa, o Pesquisador Principal e a Instituição onde a mesma será realizada.

Documento 2:

Declaração do patrocinador, quando houver, assinada pelo Diretor da área de pesquisa nacional ou internacional, informando o Título da Pesquisa, o Pesquisador Principal e a Instituição onde a mesma será realizada.

Documento 3:

Formulário de Petição 1 e Formulário de Petição 2 (FP1 e FP2) devidamente preenchidos, no que couber (original).

Documento 4:

Comprovante de pagamento de preço público - DARF (código 6470), devidamente autenticado e/ou carimbado (original).

Documento 5:

Comprovação de que o Comitê de Ética em Pesquisa - CEP da Instituição onde será realizada a pesquisa está devidamente registrado e aprovado na Comissão Nacional de Ética em Pesquisa - CONEP, do Conselho Nacional de Saúde (cópia da carta de aprovação da CONEP).

Documento 6:

Parecer Consubstanciado do Comitê de Ética em Pesquisa - CEP da Instituição onde será realizada a pesquisa, aprovando o Protocolo Clínico e seu Consentimento Livre e Esclarecido, apreciando o embasamento científico e a adequação dos estudos das fases anteriores, inclusive pré-clínica, com ênfase na segurança, toxicidade, reações ou efeitos adversos, eficácia e resultados, informando o nome do pesquisador responsável pela condução da pesquisa.

Documento 7:

Protocolo de Pesquisa em Português, de acordo com a Resolução 196 de 10 de outubro de 1996, do Conselho Nacional de Saúde/MS e Resolução 251 de 07 de agosto de 1997, do Conselho Nacional de Saúde/MS.

Documento 8:

Informação do estado de registro do fármaco, medicamento, vacina ou teste diagnóstico em outros países, se for o caso.

Documento 9:

Número de processo de registro do fármaco, medicamento, vacina ou teste diagnóstico na SVS/MS, se for o caso.

Documento 10:

Informação sobre a realização da pesquisa em outros países, bem como da situação de pesquisas realizadas, ou em andamento, com o fármaco, medicamento, vacina ou teste diagnóstico.

Documento 11:

Descrição do planejamento total da pesquisa, informando demais centros participantes no país, pesquisadores e sua situação junto à SVS/MS.

Observações:

A) Toda a documentação deve ser assinada, bem como todas as páginas rubricadas pelo pesquisador ou pelo representante do patrocinador, quando houver, e as páginas relativas ao Documento 7 desta Instrução Normativa rubricadas pelo Comitê de Ética em Pesquisa - CEP, cuja rubrica deve ser devidamente identificada.

B) Em caso de estudo multicêntrico, a documentação de cada instituição deve ser protocolada em processos distintos, tendo sido recolhido um DARF para cada processo relativo ao CEP onde a pesquisa será realizada.

C) Nos casos de necessidade de importação/exportação, informar à SVS/MS por escrito o número do Licenciamento de Importação - LI ou do Registro de Exportação - RE no Siscomex, o conteúdo dos mesmos e o número do respectivo CE de aprovação.

D) No LI, deverão ser informados, no campo "Complemento", os seguintes dados: número do Processo na SVS/MS, título da pesquisa, nome do Pesquisador Principal, CEP para o qual está sendo feita aquela importação e número do Comunicado Especial - CE que autorizou sua realização.

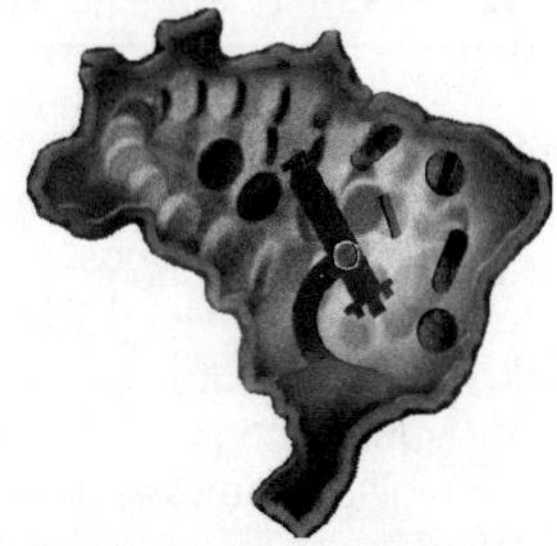

BIBLIOGRAFIA CONSULTADA

ALTMAN, 1980a. ALTMAN DG. Statistics and ethics in medical research: misuse of statistics is unethical. Br Med J 1980 Nov 1;281(6249):1182-4.

ALTMAn, 1980b. ALTMAN DG. Statistics and ethics in medical research: III How large a sample? Br Med J. 1980 Nov 15;281(6251):1336-8.

Altman, 1980c. ALTMAN DG. Statistics and ethics in medical research: V—Analysing data. Br Med J. 1980 Nov 29;281(6253):1473-5.

ALTMAN, 1983. ALTMAN DG, GORE SM, GARDNER MJ, POCOCK SJ. Statistical guidelines for contributors to medical journals. Br Med J (Clin Res Ed). 1983 May 7;286(6376):1489-93.

ANGELL, M. – The Ethics of Clinical Research in the Third World. Editorial. The New England Journal of Medicine, 337:847-849, 1997.

ANGELL, M. The Pharmaceutical Industry. To whom is it accountable? Editorial. The New England Journal of Medicine, 342:1902-1904, 2000.

ANJOS, MF. (coord.) Temas Latino-Americanos de Ética, Coleção Teologia Moral na América Latina, Editora Santuário, Aparecida, SP , 1993.

ATHIAS, G. Laboratório eleva preço em até 232%. Estudo da UNICAMP mostra que consumidor paga mais por produto imprescindível à saúde. Jornal Folha de São Paulo, página 3-1, 15 de março de 2000.

Auditing Reporting. GCP Journal , November/December 1998 Pages 23- 26.

BARAUNA, G. (org.) A Igreja no Mundo de Hoje, Editora Vozes, Petrópolis, RJ, 1967.

BIANCARELLI, A. Estudo sugere investimento em plantas. Para especialistas, saída para inovar e reduzir custos de laboratórios nacionais é desenvolver fitoterápicos. Jornal Folha de São Paulo, página 3-2, 15 de março de 2000.

BLAND, 1998. BLAND JM, ALTMAN DG. Survival probabilities (the Kaplan-Meier method). BMJ 1998 Dec 5;317(7172):1572.

BODENHEIMER, T. Uneasy Alliance – Clinical Investigators and the Pharmaceutical Industry. The New England Journal of Medicine, 342:1539-1544, 2000.

Borenstein, 1994.Borenstein M. Planning for precision in survival studies. J Clin Epidemiol 1994;47:1277-85.

BRASIL – Conselho Nacional de Saúde, Resolução nº 196, de 10 de outubro de 1996. Diretrizes e Normas regulamentadoras de pesquisas envolvendo seres humanos. Brasília: Diário Oficial da União, 11 de outubro de 1996.

BRASIL – Conselho Nacional de Saúde. Resolução nº 01, de 13 de junho de 1988. Normas de Pesquisa em Saúde. Brasília: Diário Oficial da União, 14 de junho de 1988.

BRASIL – Conselho Nacional de Saúde. Resolução nº 251, de 05 de agosto de 1997. Normas de pesquisa envolvendo seres humanos para a área temática de pesquisa com novos fármacos, medicamentos, vacinas e testes diagnósticos. Brasília: Diário Oficial da União, 07 de agosto de 1997.

BRASIL – Conselho Nacional de Saúde. Resolução nº 292, de 08 de julho de 1999. Pesquisas coordenadas do exterior ou com participação estrangeira e pesquisas que envolvam remessa de material biológico para o exterior. Brasília: Diário Oficial da União, de 15 de setembro de 1999.

BRENNAN, TA. Proposed revisions to the Declaration of Helsinki. Will they weaken the ethical principles underlying human research? The New England Journal of Medicine, 341:527-531, 1999.

CAMPBELL, 1995. CAMPBELL MJ, JULIOUS SA, ALTMAN DG. Estimating sample sizes for binary, ordered categorical, and continuous outcomes in two group comparisons. BMJ 1995 Oct 28;311(7013):1145-8. Website:

CASTANHÊDE, E. Política de C&T: Fundos dependem de aprovação pelo Congresso. Governo FHC dobra verbas para o financiamento de pesquisas. Jornal Folha de São Paulo, página A-10, 05 de abril de 2000.

Castro 1998.Castro AA. A pergunta da pesquisa. In: ATALLAH AN, CASTRO AA, editores. Medicina Baseada em Evidências. São Paulo: Lemos-Editorial; 1998. Website: http://www.evidencias.com/pergunta.pdf

Clinical Trial Report Auditing. Nigel J. Crossland. Clinical Research Focus Magazine. Volume 8 Number 3 May 1997 p. 6-8.

COOK, RJ; FAREWELL, VT. Guidelines for monitoring efficacy and toxicity responses in clinical trials. Biometrics, 50:1146-1152, 1994.

CPMP/ICH/135/95. European Agency for the Evaluation of Medicinal Products Human Medicines Evaluation Units. Effective January 17, 1997.

CRAWLEY, FP. Revising the Declaration of Helsinki? Good Clinical Practice Journal, 6:17-19, 1999.

DAWSON-SAUNDERS 1994. DAWSON-SAUNDERS B, TRAPP RG. Basic & Clinical Biostatistic. 2nd edition. East Norwalk: Appleton & Lange; 1994.

FDA Audits of Clinical Studies: Policy and Procedure. ALAN B. LISOOK, MD. J Clin Pharmacol 1990; 30:296-302.

Folha Ciência – Medicina: Morre 2º paciente de terapia genética. Agência dos EUA inicia investigação para avaliar se técnica experimental foi a responsável pelo problema. Jornal Folha de São Paulo, 05 de maio de 2000.

GARDNER 1989. GARDNER MJ, ALTMAN DG. Statistics with Confidence: confidence intervals and statistical guidelines. London: BMJ Publishing Group; 1989.

GARDNER, 1986. GARDNER MJ, MACHIN D, CAMPBELL MJ. Use of check lists in assessing the statistical content of medical studies. Br Med J (Clin Res Ed) 1986 Mar 22;292(6523):810-2.

GCP/ICH – Harmonised Tripartite Guideline for Good Clinical Practice. Brookwood Medical Publications, 1996.

GÓMEZ, GR. Manual de Investigación Clínica. 1ª edição, San José, C.R.: Editorial ICIC, 382 p. 1999.

GOODMAN & GILMAN – As bases farmacológicas da terapêutica. 8ª edição. Rio de Janeiro, Editora Guanabara Koogan, 1991.

Guide to Clinical Trials. Bert Spilker. Raven Press, NY 1991.

GUYATT, 1995a. GUYATT G, JAESCHKE R, HEDDLE N, COOK D, SHANNON H, WALTER S. Basic statistics for clinicians: 1. Hypothesis testing. CMAJ 1995 Jan 1;152(1):27-32. Website: http://www.cma.ca/cmaj/series/stats.htm

GUYATT, 1995b. GUYATT G, JAESCHKE R, HEDDLE N, COOK D, SHANNON H, WALTER S. Basic statistics for clinicians: 2. Interpreting study results: confidence intervals. CMAJ 1995 Jan 15;152(2):169-73. Website: http://www.cma.ca/cmaj/series/stats.htm

GUYATT, 1995c. GUYATT G, WALTER S, SHANNON H, COOK D, JAESCHKE R, HEDDLE N. Basic statistics for Identifying and dealing with protocol deviations. GCP Journal V. 4, nº 4, 1997. p. 6-9.

Improving the effectiveness of audits. Nigel J Crossland. GCP Journal, June 2000. Pages: 9-13.

KAREN DE YOUNG, DEBORAH NELSON. Latin America is ripe for frials, and fraud. The washington Post. Dec 2000.

KNAPP, L. Brasil entra no Circuito da Pesquisa Clínica. Jornal Gazeta Mercantil, página C-1, São Paulo: sexta-feira 2 e fim de semana 3 e 4 de junho de 2000.

LEOPOLDO E SILVA, F. Da Ética Filosófica à Ética em Saúde. Em: Iniciação à Bioética. Coordenado por: SÉRGIO IF. COSTA, GABRIEL OSELKA E VOLNEI GARRAFA. Conselho Federal de Medicina, 302 p. 1998.

LEVINE, RJ. The need to revise the Declaration of Helsinki. The New England Journal of Medicine, 341:531-534, 1999.

LILLEY, K. Motivating patients to participate in clinical trials. Good Clinical Practice Journal, 6:21-25, 1999.

PESSINI, L; BARCHIFONTAINE, C. de P. Problemas Atuais de Bioética, Edição revista e atualizada, Edições Loyola, 1997.

PHILLIPS, A. Guidelines for assessing the performance os statisticians involved in clinical research in the pharmaceutical industry. Drug Information Journal, 33:427-433, 1999.

POCOCK, SJ. Clinical Trials: a practical approach. Chichester: Wiley, 1983.

POCOCK, SJ; ELBOURNE, DR. Randomized Trials or Observational Tribulations? Editorial. The New England Journal of Medicine, 342:1907-1909, 2000.

POUND, ET. Series of reports prompted reforms in human research. Jornal USA Today, Washington, 12 de junho de 2000.

QUEIROZ, SRR. Estudo da Competitividade da Indústria Brasileira. Competitividade da Indústria de Fármacos – nota técnica setorial do complexo químico. Programa de Apoio ao Desenvolvimento Científico e Tecnológico (PADCT – MCT/FINEP), 60 p. 1993.

Responding to FDA 483s and Warning letters. BIPHARM. David L. Chesney and Anne E. Kelly. Volume 11 nº 10 p. 26:29 October 1998.

Revista Médicos HC (Faculdade de Medicina da Universidade de São Paulo) – Psiquiatria: estudos multicêntricos para depressão. São Paulo, p. 100-102, ano 1, nº 8, maio/junho de 1999.

ROCHON, PA; BERGER, PB; GORDOM, M. et al. The evolution of clinical trials: inclusion and representation. CMAJ, 159:1373-1374, 1998.

SANDAGE, BW. Balancing Phase II and III Efficacy Trials. Drug Information Journal, 32:977-980, 1998.

SAPIENZA, AMRD. collaboration as global competitive tactic. Biotechnology and the ethical pharmaceutical industry. R&D Management, 19:4-7, 1989.

SEGRE, M. e COHEN, C. Bioética, Editora da Universidade de São Paulo (EDUSP), São Paulo, SP, 1995.

SNIDERMAN, AD. Clinical Trials, Consensus Conference, and Clinical Practice. The Lancet, 354:327-330, 1999.

STEPHEN LOCK, FRANK WELLS – Fraud and Misconduct in Medical Research, 1993.

TALBOT D. Revising the Declaration of Helsinki. Clinical Research Focus, 10:4-5, 1999.

TAYLOR, RJ. Obtaining approval for clinical trials in Latin America. Good Clinical Practice Journal, 6:14-19, 1999.

The FDA 483 – Its History and Present Use. BIPHARM. DAVID L. CHESNEY. Volume 9 Number 4 pages 30-34 April 1996.

VITA & PENSIERO. Manual de Bioética (Fundamenti ed etica biomedica). São Paulo, Editora Loyola, 1996.

WHITEHEAD, J. Sequential designs for pharmaceutical clinical trials. Pharma Med, 6:179-191, 1992.

WHO guidelines for good clinical practice (GCP) for trials on pharmaceutical products. Geneva: World Health Organization; Feb 1, 1994.

ÍNDICE REMISSIVO

- Agência(s)
  - nacional, 46
    - de vigilância, 46
      - sanitária, *ver ANVISA*, 46
- ANVISA, 46
- Auditoria(s)
  - nos estudos clínicos, 121-129
    - introdução, 121
    - tipos de, 121
    - achados de, 124
    - fluxo da, 126
    - conclusão, 129
  - de rotina, 121
    - nos estudos clínicos, 121
  - com causa, 122, 123
    - nos estudos clínicos, 122, 123
  - de produtos, 122, 123
    - sensíveis, 122, 123
      - nos estudos clínicos, 122, 123
  - de bioequivalência, 122, 123
    - nos estudos clínicos, 122, 123
  - de biodisponibilidade, 122, 123
    - nos estudos clínicos, 122, 123
  - da FDA, 124
    - preparação para, 124
    - resposta à, 127
    - auditores, 124

- Biodisponibilidade
  - auditoria de, 122, 123
    - nos estudos clínicos, 122, 123
- Bioequivalência
  - auditoria de, 122, 123
    - nos estudos clínicos, 122, 123
- Bioética, 19

- CEP, 48
  - análise do, 49
    - fluxograma após, 49
      - com seres humanos, 49
- Comissão
  - nacional, 47
    - de ética em pesquisa, *ver CONEP*, 47
- Comitê(s)
  - de ética em pesquisa, *ver CEP*, 48
- CONEP, 47
- Consentimento(s)
  - livre e esclarecido, 53-60
    - termo de , *ver TCLE*, 53-60
- CRF (Case Report Form), 87-89
  - desenho do, 113
    - início do, 114
  - novas estruturas no, 114
    - acréscimo de, 114
  - conclusão do, 115
  - preenchimento do, 115
  - arquivos gerados do, 116
  - de documentos, 116
- CROS, 116

- Dignidade
  - humana, 19-22
    - em busca da, 19-22
      - relação profissional-paciente, 21
      - sexualidade, 22
      - a morte, 22
      - o morrer, 22
      - questões atuais, 22

- Ensaio(s)
  - clínico, 13
    - condução de, 13

patrocinador, 13
representantes do, 13
centro de Pesquisas , 14
representantes do, 14
comitê de ética e pesquisa, 15
representantes do, 15
agências, 15
governamentais, 15
comentários gerais, 15
Estudo(s)
clínico, 65-74, 97-111, 121-134
condução de, 65-74
equipe responsável pela, 65-68
pesquisador principal e, 69-74
monitoria do, 97-105
etapas da, 97
seleção do investigador, 97
contato inicial, 97
visita de seleção, 98
reunião de investigadores, 98
orçamento de um, 107-115
introdução, 107
custos, 108
conclusão, 110
custo de, 108
estabelecimento de, 108
por paciente, 108
fixos, 108
externos, 110
indiretos, 110
multicêntricos, 109
internacionais, 109
auditorias nos, 121-129
introdução, 121
tipos de, 121
de rotina, 121
com causa, 122, 123
de produtos, 122, 123
sensíveis, 122, 123
de bioequivalência, 122, 123
de biodisponibilidade, 122, 123
da FDA, 124
resposta à, 127
achados, 124
fluxo da, 126
nos comitês de ética, 127
conclusão, 129
fraudes em, 131-134
introdução, 131
resumo de eventos, 132
evidências de, 133
dados, 133
fabricação de, 133
modificação dos, 133
normas regulatórias, 133
violação das, 133
prevenção, 134
conclusão, 134

Fluxograma(s)
em seres humanos, 49
após análise, 49
do CEP, 49
explicação para, 49

Helsinque
declaração de, 183

Lustância(s)
regulatórias, 45-52
nacionais, 45-52
ANVISA, 46
CONEP, 47
CEP, 48

Medicação
de estudo, 91-95
controle da, 91-95
pedido, 91
procedimentos para, 91
empacotamento, 91
rotulagem, 91
embarque, 91
manuseio, 91
devolução, 92
distribuição, 92
Monitorização
controle durante a, 100
de qualidade, 100
no centro de pesquisa, 100
visita de, 101
de rotina, 101
final, 104
relatórios de, 104

Nüremberg
código de, 181

Pesquisa(s)
clínica, 1-18
histórico da, 1-18

fase, 3
pré-clínica, 3
I, 3
II, 3
III, 3
IV, 4
boas práticas clínicas, 4
participantes, 5
proteção dos direitos dos, 5
estudo, 5
solidez científica do, 5
aberto, 6
mono-cego, 6
duplo-cego, 6
comparativo, 6
comparativo, 6
controlado, 6
paralelo, 7
cruzado, 7
informações obtidas, 5
integridade das, 5
precisão das, 5
qualidade das, 5
ensaio clínico, 13
terapêutica, 3
piloto, 3
ampliada, 3
pós-comercialização, 4
projeto de, 33-43
análise estatística no, 33-43
introdução, 33
determinação da, 34
princípios da, 35
componentes necessários para, 37
hipóteses estatísticas, 38
definição das, 39
variáveis estudadas, 38
dados individuais, 38
realização da, 39
testes estatísticos, 39
determinação dos, 39
valor de α, 39
seleção do, 39
valor crítico, 39
determinação do, 39
cálculos, 39
realização dos, 39
correlação, 40
regressão, 40
sobrevivência, 41
resultados, 42
apresentação dos, 42
dados basais, 42
variáveis estudadas, 42
tendência central, 42
dispersão, 43
valor exato de P, 43
intervalo de confiança, 43
considerações finais, 43
pacientes, 61-63
captação de, 61-63
inclusão de, 61-63
centro de, 75-80, 95
estruturação do, 75-80
espaço físico, 75
equipe, 77
instituição, 77
sujeitos de pesquisa, 78
potencial para inclusão de, 78
análises clínicas, 79
laboratório de, 79
ferramentas de trabalho, 79
controle no, 95
da medicação, 95
iniciação dos, 98
visita de, 99
entrega das medicações, 100
controle de qualidade no, 100
durante a monitorização, 100
arquivo, 81-85
mestre, 81,82
do estudo, 81,82
localização, 81, 83
do investigador, 81
documento-fonte, 81-85
objetivos, 84
princípios, 84
verificação dos, 84
ficha clínica, 87-89
preenchimento da, 87
orientações para, 87
correção da, 88
orientações para, 88
procedimentos de, 88
revisão da, 89
questões levantadas em, 89
contratada, 116
organizações de, *ver CROS*, 116
responsabilidade civil, 135-138
introdução, 138
conclusão, 138
aspectos legais, 135-138

introdução, 135
no mundo, 136,137
conclusão, 138
perspectivas da, 139-145
no Brasil, 139-145
Placebo(s), 56
Prática(s)
clínica, 23-32
normas de, 23
informações, 25
gerais, 25
sobre o produto em estudo, 26
estudo, 26
objetivos do, 26
propósitos do, 26
sujeitos, 27
seleção dos, 27
do estudo, 27
retirada dos, 27
do estudo, 27
tratamento dos, 27

Sexualidade, 22
Sistema(s)
central, 113-119
entrada de dados no, 113-119
desenho do CRF, 113
inícios da, 114
novas estruturas no, 114
conclusão, 115
preenchimento do, 115
arquivo de documentos pelo, 116
base de dados, 113
início do, 114
novas estruturas na, 114
conclusão, 115
preenchimento da, 115
arquivo de documentos pela, 116
CROS, 116
discrepâncias, 116
tipo 1, 116
tipo 2, 117
tipo 3, 117
processo de, 117
gerenciamento das tarefas no, 117
validação, 118
transferência, 119
gerenciamento da, 119
controle de qualidade, 119

TCLE, 53-60
obrigatoriedade do, 53, 56
termos, 53
sujeito, 53
representante legal, 53
linguagem acessível, 54
modelo, 54
procedimento, 55
desconfortos, 55
emenda, 56
placebo, 56

Vigilância
sanitária, 46
agência nacional de, *ver ANVISA*, 46